Kühni-Ramisch

Sanftes Heilen mit edlen Düften

Sanftes Heilen mit edlen Düften

Ein praktisches Handbuch der Aromatherapie

Von Werner Kühni-Ramisch

Mit 34 Abbildungen und 6 Tabellen

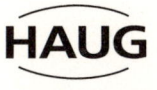

Karl F. Haug Verlag · Heidelberg

Die Deutsche Bibliothek – CIP-Einheitsaufnahme

Kühni-Ramisch, Werner:
Sanftes Heilen mit edlen Düften : ein praktisches Handbuch der Aromatherapie ;
mit 6 Tabellen / von Werner Kühni-Ramisch. – 1. Aufl. – Heidelberg : Haug, 1993
  (Biologische Medizin – Homöopathie)
  ISBN 3-7760-1295-1

Titel-Nr. 2295 · ISBN 3-7760-1295-1

Satzkonvertierung: Filmsatz Unger & Sommer GmbH, 6940 Weinheim

Druck und Verarbeitung: Progressdruck GmbH, 6720 Speyer/Rhein

Inhalt

Vorwort

Es ist im Laufe der Geschichte gelungen, vielen bedrohlichen Krankheiten ihre Schrecken zu nehmen. Immer mehr Krankheiten konnten behandelt werden. Doch ist es nicht gelungen, Krankheiten und Leiden auch nur teilweise einzudämmen. Es scheint, daß die in veränderten Formen auftretenden Krankheiten immer mehr zunehmen: Allergien, Herz- und Kreislauferkrankungen, Krebs, psychische Erkrankungen, Rheuma, Stoffwechsel- und Suchtleiden.

Die Kritik an der medizinischen Technik wuchs in den letzten Jahren, obwohl deren Erfolge immer klarer die inneren Zusammenhänge der Krankheiten aufzeigten. Das Interesse an den Naturheilverfahren war eine Herausforderung an die moderne Medizin. Ihren wissenschaftlichen Vertretern fiel der Gedanke schwer, sich mit den Naturheilverfahren auseinanderzusetzen. Noch immer geht von den Universitäten mehr Aktivität gegen die Naturheilverfahren aus, als daß sie den Versuch unternehmen, diese Verfahren zu erforschen.

Die Spaltung der Medizin in eine naturwissenschaftliche und eine erfahrungsheilkundliche hat nicht nur die Denkwege der Medizin geprägt, sondern ein unversöhnliches Nebeneinander der beiden Gebiete geschaffen. Ein Blick in die Geschichte der Medizin zeigt, daß die wissenschaftlichen Anschauungen der Methodik ihrer Zeit unterliegen und mit dem Wandel des Weltbildes auch diese Gedankengebäude sich verändern. Je nach Methode greift man auf ein Erkenntnisgut von mehreren hundert, ja sogar tausend Jahren zurück. Die Erfahrungen der Vergangenheit helfen auch heute immer wieder, Probleme der Patienten zu lösen. Erfahrungsheilkunde war eine ärztliche Kunst und wird immer eine Kunst bleiben, unabhängig davon, wie weit der „wissenschaftliche" Charakter der Hilfswissenschaften eine Rolle spielen wird. Die Biochemie und Physiologie werden nur Teilaspekte der Erfahrungsheilkunde berücksichtigen und erklären können; das Zusammenspiel der Faktoren, welche das Leben, die Krankheit und das Heilen ausmachen, wird mit den Methoden der Naturwissenschaft nie erfaßbar sein.

Einleitung

Die Aromatherapie ist eine ganzheitliche Heilmethode, die mit Hilfe von Ätherischen Ölen einen Einfluß auf körperliche und seelische Prozesse ausübt. Sie kommt aus der Heilpflanzenkunde und hat mit der Homöopathie Berührungspunkte, ist aber eine eigenständige Methode. Die Aromatherapie entwickelte sich aus der reinen Duft-Therapie zu einer umfassenden Therapie mit unterschiedlichen Techniken, verfügt jedoch über keine eigenen Techniken. Aus der Akupunktur übernahm die Aromatherapie das Energie-Konzept. Die Beeinflussung der menschlichen Energie-Bahnen und Energie-Punkte haben einen starken Einfluß auf die Aromatherapie ausgeübt. Die Reflexmassagen steuerten eine Beeinflussung innerer Organe über die Reflexzonen der Nase, der Brust, der Füße und des Rückens bei. Die Physiologie, die Gehirnforschung, die Psycho-Immunologie und verschiedene Entspannungstechniken, einschließlich der Hypnoseforschung, haben diese Erfahrungen bestätigt.

Grundgedanken zur Aromatherapie

1. Jede körperliche Reaktion löst eine seelische Reaktion aus und umgekehrt. Jede seelische Reaktion kann über einen physiologischen Ablauf ermittelt werden.
2. Jede seelische und körperliche Reaktion läuft über einen energetischen Prozeß ab. Durch Energie-Freisetzung lassen sich körperliche und seelische Prozesse freisetzen.
3. Energetische Prozesse sind seelischen und körperlichen Prozessen übergeordnet. Seelische Prozesse sind wiederum körperlichen Prozessen übergeordnet.
4. Der Körper wird durch Energien beeinflußt, von denen die Visualisierungs-Energie und die Sexual-Energie die stärksten sind. Durch Visualisierung freigesetzte Energien beeinflussen die körperlichen Prozesse stark.
5. Mit der Aromatherapie läßt sich somit einerseits in den energetischen Haushalt des Menschen, andererseits auch direkt in körperliche und seelische Prozesse eingreifen.

Erstes Kapitel
Geschichte der Aromatherapie

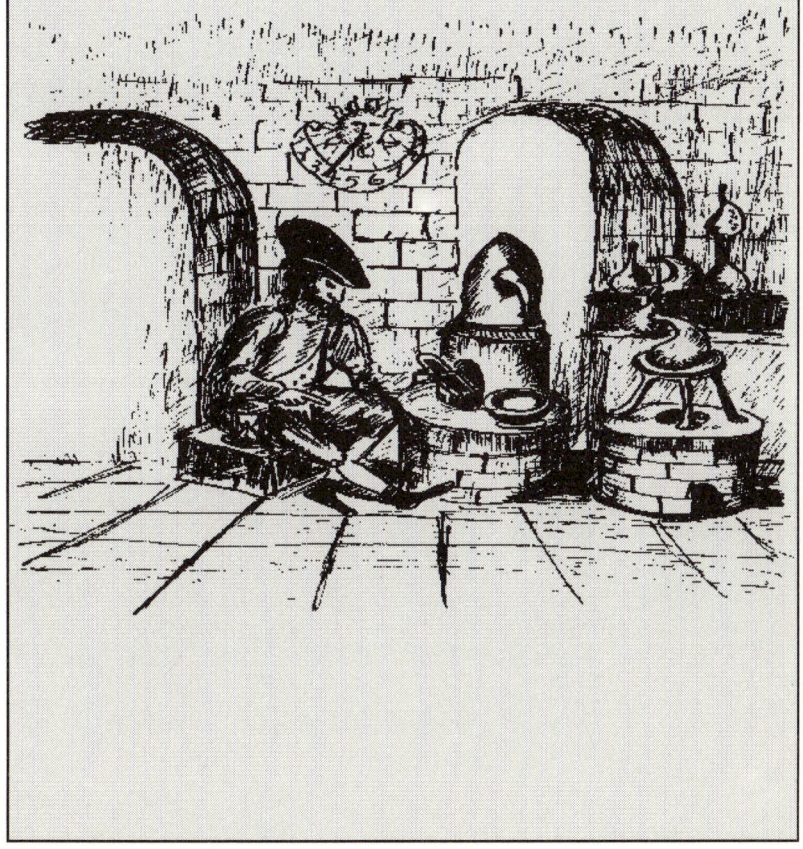

Die Verwendung aromatischer Öle ist nur für einen relativ kurzen historischen Zeitraum nachvollziehbar. Im Gegensatz zu anderen Verfahren der Ganzheitsmedizin, etwa der Akupunktur und Phytotherapie, kann man keine archäologischen Fundstücke mit einer sicheren zeitlichen Zuordnung in der Steinzeit bestimmen. So läßt sich die Geschichte der Ätherischen Öle nur 5000 Jahre zurückverfolgen. Durch eine indirekte Methode der Geschichtsbetrachtung läßt sich ihre Verwendung mit Sicherheit viel länger vermuten: vergleichende Ethnographie, mit ihren Beobachtungen an „primitiven" Völkern Afrikas, Amerikas und Asiens. Vergleicht man die Riten schriftloser Völker und ihre mündliche Tradition mit aufgefundenen Felszeichnungen und Grabbeigaben der Spätsteinzeit, so können Anwendungsbeispiele über 30000 Jahre gezeigt werden.

Die „Beräucherung" eines Patienten ist eine der ältesten überlieferten Formen der Heilbehandlung und wird noch heute bei „primitiven Völkern" verwendet.

Da die Herstellung Ätherischer Öle an die Destilliertechnik gebunden ist, war es erst spät möglich, reine Ätherische Öle herzustellen, sowie erst mit der Glasiertechnik, diese auch entsprechend aufzubewahren. Die ursprüngliche Herstellung war der Ölauszug mit der Infusionsmethode, nicht das reine destillierte Ätherische Öl. Verwendet wurden Harze, wie Fichtenharz, Myrrhe, Styrax und Weihrauch.

Erste sichere Beweise des Gebrauches aromatischer Stoffe zur medizinischen Anwendung lassen sich aus ägyptischen medizinischen Papyri des Mittleren Reiches entnehmen.

In den Sammlungen großer Museen werden Gefäße ausgestellt, die anhand ihrer Beschriftung oder ihrer Darstellungen eine Zuordnung als Salbgefäß zulassen. Aus Grabfunden konnten Vasen geborgen werden, die Reste eingetrockneter Salben enthielten. Die Versiegelung der Gefäße erhielt deren Inhalt noch nach etwa 3300 Jahren, so daß eine Analyse möglich war. Der Duft der Salben war noch wahrnehmbar und ihre Zusammensetzung konnte über ihren Geruch bestimmt werden. Das durch Enfleurage gewonnene Ätherische Öl wurde einerseits zur Kosmetikherstellung, andererseits für medizinische Salben und konservierende Balsame verwendet.

Aus assyrischen Tontafeln des 7. Jh. v. Chr., den „Büchern der Kräuter", ist bekannt, daß Myrrhen-, Zeder- und Zypressenöl eingeführt wurden, wobei es sich um ölige Auszüge handelte, durch Enfleurage gewonnen.

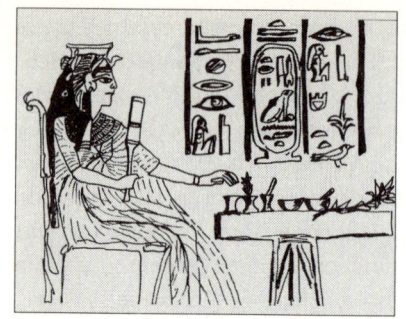
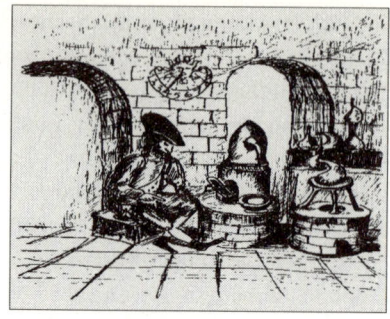

Schminktisch 17. Dynastie   Alchimistisches Labor

Auch die Perser bereiteten Ätherische Öle, doch erst mit der Verbesserung der Destillationstechnik ägyptischer Alchimisten und dem Einfluß griechischen Gedankengutes entstanden ab dem 2. Jh. in Alexandria reine Ätherische Öle. Sie wurden über den gesamten Mittelmeerraum exportiert, ab 50 v. Chr. vor allem nach Rom.

Mit der arabischen Eroberung Ägyptens und Persiens nahm die Wissenschaft der Alchimie einen enormen Aufschwung. Der Arzt Ibn Sina verbreitete die untergegangenen alchimistischen Kenntnisse der Destillation von Ätherischen Ölen. So entwickelte sich die Parfümindustrie über die von den Arabern eroberte Welt.

Die Öle wurden mit der Enfleurage in Fett und daraus mit Alkohol ausgezogen und der Alkohol abgedampft. Durch den Einfluß der islamischen Wissenschaften kam die Kenntnis der Destillation und des Einsatzes Ätherischer Öle von Spanien über die Universitäten Italiens zu Heilzwecken nach Europa. Nach dem 4. Kreuzzug 1204 nahm die Einfuhr asiatischer Gewürze und Balsame durch die venezianische Handelsflotte in Europa sprunghaft zu. Dies änderte sich mit der Eroberung Konstantinopels 1453 durch die Türken und der Umsegelung Afrikas 1489 durch Vasco da Gama.

Mit dem nach 1400 aufkommenden Stand des Apothekers wurde die Herstellung Ätherischer Öle aus der Hand der Ärzte in die der Apotheker gelegt, welche die Technik der „gebrannten Wässer" in ihren Laboratorien zunehmend verbesserten. Die Verbreitung der Destillierkunst war um 1400 so weit entwickelt, daß hochprozentiger Alkohol als Auszugsstoff für Würzpflanzen in genügender Menge bereitstand.

Reine Ätherische Öle zu Heilzwecken konnten sich erst um die Wende des 16. Jahrhunderts durchsetzen. Seit wann die Umgebung von Grasse

14

in Südfrankreich zum systematischen Anbau von Duftpflanzen ausgebaut wurde und wann dort die ersten Destillerien entstanden, ist nicht rekonstruierbar. Mit Sicherheit lieferte Grasse schon seit dem 15. Jahrhundert Ätherische Öle für ganz Europa. Die Nürnberger und Augsburger Pharmakopöen von 1598 enthalten 108 Ätherische Öle, im „Dispensatory" von 1696 sind die Öle von Gewürznelke, Lavendel, Majoran, Muskatnuß, Raute, Rose, Zimt und Zitrone sowie Amber, Benzoe, Moschus und Zibet mit ihren medizinischen Anwendungen enthalten. Millers „Herbal" von 1722 enthält 13, Whitlas „Materia medica" von 1882 noch 25 Öle.

Verwendete Ätherische Öle vor 1500: Benzoeöl, Calmusöl, Costusöl, Mastixöl, Rosenholzöl, Salbeiöl, Spiköl, Terpentinöl, Wacholderholzöl, Weihrauchöl, Zedernholzöl, Zimtöl.

dazu bis 1540: Aloeholzöl, Angelikaöl, Anisöl, Carpobalsamöl, Cubebenöl, Feldkümmelöl, Fenchelöl, Kardamomöl, Kümmelöl, Libanotisöl, Liebstöckelöl, Macisöl, Muskatnußöl, Pastinaköl, Pimpinellaöl, Pfefferöl, Sellerieöl, Sandelholzöl, Wacholderbeerenöl, Wacholderteeröl.

dazu bis 1590: Alantöl, Ammoniakgummiöl, Andaornöl, Animeöl, Asafötidaöl, Basilikumöl, Bergmelissenöl, Bergthymianöl, Costiveröl, Dillöl, Dostöl, Elemiöl, Galbanumöl, Galgantöl, Guajakholzöl, Kamilleöl, röm. Kamilleöl, Korianderöl, Krauseminzeöl, Ladanumöl, Lavendelöl, Löffelkrautöl, Lorbeeröl, Melisseöl, Menthaöl, Möhrensamenöl, Mutterkrautöl, Mutterkümmelöl, Myrrhenöl, Nelkenöl, Opopanaxöl, Petersilienöl, Pfefferkrautöl, Poleiöl, Pomeranzenöl, Rainfarnöl, Quendelöl, Rautenöl, Safranöl, Sassafrasöl, Schwarzkümmelöl, Storaxöl, Thymianöl, Veilchenwurzelöl, Wermutöl, Ysopöl, Zitronenöl, Zittweröl.

dazu bis 1675: Bärenklauöl, Cascarillöl, Cypressenöl, Kerbelöl, Ingweröl, Pfefferminzöl, Sadebaumöl, Senföl, Thujaöl.

dazu bis 1730: Baldrianöl, Bergamotteöl, Beifußöl, Bittermandelöl, Buchsbaumöl, Cajeputöl, Meisterwurzöl, Neroliöl.

1826 wurde erstmals die Wasserdampfdestillation zur Gewinnung Ätherischer Öle eingesetzt; damit konnten reinere Produkte hergestellt werden.

Die entscheidende Verbesserung zur Gewinnung Ätherischer Öle wurde durch die Extraktion mit Lösungsmitteln, z.B. Benzin, geschaffen. Es wurde möglich, billige Öle aus Pflanzen zu gewinnen, die durch Wasserdampfdestillation nicht zu gewinnen waren. Durch neue Möglich-

keiten chemischer Laboratorien wurden immer mehr „naturidentische"
Stoffe geschaffen, welche natürliche Öle in der Parfümerie verdrängten.

In modernen Arzneibüchern sind kaum noch Ätherische Öle aufge-
führt. So enthält das DAB 9 12 Öle, das Ph. Eur III noch 2. In älteren
Arzneibüchern wurden mehrere Öle beschrieben, z.B. im DAB 8 noch
11, im 2 AB-DDR 18, im Ph. Helv. VI 18, im ÖAB noch 20. Den
Ätherischen Ölen wird zudem nur noch ein blähungswidriger und
aromatischer Effekt zugestanden.

Der Franzose Gattefosse prägte um 1900 erstmals den Begriff
„Aromatherapie", mit der Anwendung der Ätherischen Öle in ihrer
reinen und unverfälschten Form.

In Frankreich blühte die Aromatherapie bis zum 2. Weltkrieg stark auf.
Sie wurde durch den Fortschritt der pharmazeutischen Chemie und der
modernen Antibiotika-Therapie wie fast alle anderen Naturheilverfahren
verdrängt. Erst die ins Bewußtsein drängenden Nebenwirkungen der
Chemotherapeutika gaben der Aromatherapie einen neuen Auftrieb.

Die Ätherischen Öle

Ätherische Öle sind flüchtige Pflanzenstoffe, die als Stoffwechselprodukte in allen Pflanzen und allen Pflanzenteilen, meist in besonderen Zellen angereichert, vorkommen. Sie sind vor allem in der Zeit der Geschlechtsreife vermehrt entwickelt, wenn die Blüte der Pflanze Insekten anlocken soll, um die Befruchtung auszuführen.

Technisch und pharmazeutisch interessant sind jedoch nur Pflanzen, welche Öle in Konzentrationen von 0,01% enthalten.

Ätherische Öle in höherer Konzentration kommen meist in Blüten vor, können jedoch in jedem anderen Teil der Pflanze ebenso vertreten bzw. angereichert sein, z.B.

Stengel und Blätter (Geranie, Patchouli, Pfefferminze), Früchte (Anis, Koriander, Kümmel, Muskatnuß, Sternanis, Wacholder), Samen (Kardamom, Petersilie, Sellerie), Fruchtschalen (Bergamotte, Orange, Pampelmuse, Zitrone), Wurzeln (Angelika, Iris, Vetiver), Hölzer (Rosenholz, Sandelholz, Zeder), Kräuter (Estragon, Salbei, Thymian), Nadeln und Zweige (Fichte, Kiefer, Zypresse), Rinden (Zimt), Balsame und Harze (Myrrhe, Weihrauch).

Eine Pflanze produziert Ätherische Öle für ihr eigenes Überleben. Sie will damit ihr Wachstum und ihre Fortpflanzung beeinflussen, bestäubende Insekten anlocken, Räuber und Pflanzenschädlinge abwehren und sich dadurch vor Krankheiten schützen.

Die meist durch Dampfdestillation isolierten Ätherischen Öle erfahren oft eine Umwandlung und sind, von seltenen Ausnahmen abgesehen, stets komplexer Natur.

Ihre Bestandteile können in chemischen Gruppen zusammengefaßt werden: Äther, Azetone, Azulene, Aldehyde, Alkohole, Ester, Ketone, Phenole, Terpene und Säuren.

Die Summe der Bestandteile prägt die geruchlichen Eigenschaften der Ätherischen Öle selbst dann, wenn ein einzelner Stoff den überwiegenden Hauptanteil bildet.

Zweites Kapitel
Sinne und Sinnesorgane

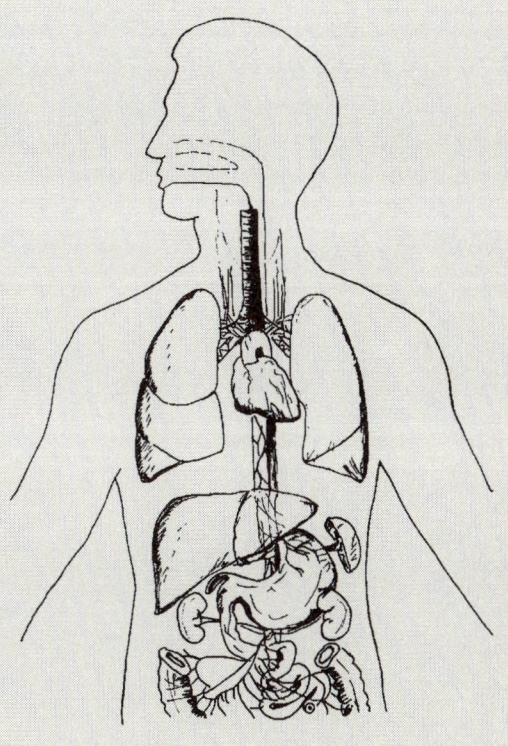

Die für die Aromatherapie wichtigen physiologischen Grundlagen betreffen vor allem den Geruchs- und Geschmackssinn, das Nervensystem sowie die Atemwege. In der Aromatherapie werden besonders bestimmte Düfte über den Geruchssinn in eine heilende Energie umgesetzt.

Reize, die auf die Sinnesorgane treffen, führen zu Wahrnehmungsempfindungen. Die Sinne sind Gehör-, Geruchs-, Geschmacks-, Schmerz-, Farb-, Licht-, Tast- und Temperatursinn. Eine Sinneswahrnehmung ist das Ergebnis des Zusammenwirkens zwischen Sinnesorgan, den dazugehörenden Nerven und dem Gehirn. Die so gesammelten Wahrnehmungen unserer Umgebung bezeichnet man als Erfahrung.

Jeder auf einen der Sinne ausgeübte Reiz löst im Gehirn oder Zwischenhirn eine Empfindung aus, die qualitativ (blau, grün, sauer, süß, warm, kalt, hart, weich, blumig) oder durch deren Intensität quantitativ (leise, laut, schwach, stark) bestimmt wird.

Jede Sinneswahrnehmung und jede Emotion wird für sich allein und vollständig im Gedächnis gespeichert. Die Aufnahme in den Gedächtnisspeicher beginnt mit dem Zeitpunkt der Zeugung, dauert ohne Unterbrechung das ganze Leben an und geschieht unabhängig davon, ob der Mensch schläft oder wacht.

Der Geruchssinn

Der Geruchssinn ist beim Menschen weniger gut entwickelt als beim Tier, doch spielt er eine Rolle im sozialen und sexuellen Verhalten. Er war zu früheren Zeiten ausgeprägter und ist der am frühesten entwickelte Fernsinn des Menschen.

Das Riechen ist unter allen Sinnen der empfindlichste und am tiefsten wirksame. Er vermittelt zwischen der Welt, der Sexualität und den psychischen Vorgängen im Menschen. Der Geruch ist ein untrüglicher Sinn des Unterbewußtseins. Er ist mit einem undeutlichen, nicht zu definierenden Gefühl verbunden, das einen untrüglichen „Ersten Eindruck" hinterläßt.

Es gibt Gerüche, die Freude und Zuneigung, aber auch Ekel und Widerwillen erzeugen. Alle Sinne unterliegen dem Adaptionsphänomen. Das heißt, sie unterliegen einer Veränderung, der „Abstumpfung", die jedem Sinn eigen ist, wenn er lange genug demselben Reiz ausgesetzt wurde. Der Geruchssinn unterliegt am stärksten der Adaption (der Geruch in einem Raum ist nur anfangs wahrnehmbar, nach einiger Zeit verschwindet dieser). Die Anpassung an einen „unterschwelligen" Geruchsreiz entzieht sich der willkürlichen Steuerung, aber die unterbewußte Wahrnehmung des Geruches ist noch vorhanden, ebenso dessen Wirkung auf Verdauungs- und Geschlechtsapparat.

Gemäß der Bedürfnispyramide des Psychiaters Maslow werden Bedürfnisse in Hierarchien geordnet. Jedes Bedürfnis kann erst dann befriedigt werden, wenn ihm untergeordnete Bedürfnisse befriedigt sind. Die Hierarchisierung beginnt mit den körperlichen Bedürfnissen und endet mit den Bedürfnissen nach Sicherheit, Achtung, Anerkennung und Selbstverwirklichung. Für einen Säugling steht die Befriedigung primärer Bedürfnisse im Vordergrund. Der Geruchssinn hat für ihn dadurch eine besondere Bedeutung. Die Nahrungsaufnahme und die damit verbundenen Gerüche werden als lustvoll empfunden. Der Säugling ist sehr geruchsempfindlich und riecht an allem.

Im Gegensatz zum Geschmack gibt es für einen Säugling keine angeborene Empfindung für schlecht- oder übelriechend. Er hat jedoch ein angeborenes Bedürfnis nach Geruchs- und Geschmackserlebnissen. In der Gesellschaft werden diese Bedürfnisse durch die Erziehung geleitet und zum größten Teil unterdrückt. Alles, was in späteren Jahren als übelriechend beurteilt wird, ist ein Resultat der Erfahrungen, die der Mensch im Laufe seines Lebens macht.

Das Riechen

Durch die beiden Nasenlöcher tritt die Atemluft in den Nasenvorhof ein. Von dort wird die Luft in zwei Kanäle mit muschelartigen Vorwölbungen weitergeleitet. Die Innenwände der Nase sind mit einer Schleimhaut ausgekleidet. Damit wird die eingeatmete Luft angewärmt und angefeuchtet. Das Dach der Nasenhöhle wird von den Siebplatten des Siebbeines gebildet. In diesem Teil der Nase befindet sich das Riechfeld. Duftende Moleküle werden in den etwa 20 Millionen Geruchszellen des Riechfeldes als solche erkannt. Diese Sinnesnerven, die in Schleimhaut eingebettet lagern, leiten diese Impulse über die Siebplatte und den Riechnerv direkt zum Riechkolben im Vorderhirn.

Vom Riechkolben verläuft der Reiz auf noch unbekanntem Wege zum Hypothalamus und ins Riechzentrum des limbischen Systems des Gehirns. Hier kommt es zur bewußten Registrierung, Speicherung und dem Vergleich mit bereits gespeicherten Geruchseindrücken. Dieser Bereich des Gehirns ist eng verbunden mit der Emotion, der Intuition und dem Sexualtrieb. Der Geruch scheint sich somit in Gedächnisstrukturen frühester Erinnerungsschichten zu bewegen und daher einen starken Einfluß auf das Erinnerungsvermögen auszuüben. Dadurch lassen sich Gerüche schwer in rationale Denkmuster einordnen.

Das Riechhirn vermittelt zwischen Denken und Triebverhalten. Hier entstehen Gefühlsbereiche wie Lust und Unlust, Zuneigung und Abneigung. Nachdem ein Geruch das limbische System passiert hat, erreicht er die höheren Steuerzentralen des Gehirns, die mit ihren Hormonen und Nervenbahnen die gesamte Körperfunktion regulieren.

Die Grundgerüche

Die Geruchsempfindungen werden in verschiedenen Duftklassen zusammengefaßt. Die wichtigste Einteilung ist:

1. scharf-aldehydartig:		10. Rosengeruch:	Geranie
2. fruchtig:	Mandarine	11. Irisgeruch:	Veilchen
3. erfrischend:	Zitrone	12. Vetivergeruch:	Vetive
4. Linaloolgeruch:	Bergamotte	13. schimmelig:	Ylang-Ylang
5. Orangenblütengeruch:	Neroli	14. Moosgeruch:	Eichenmoos
6. Jasmingeruch:	Jasmin	15. Heugeruch:	Klee
7. Hyazinthengeruch:	Hyazinthe	16. Vanillengeruch:	Vanille
8. würzig:	Muskat	17. Ambragerüche:	Zypresse
9. Honiggeruch:	Honig	18. Tiergerüche:	Zibet

Erotische Gerüche

Der Körpergeruch des Menschen ist ein Duftkomplex, dessen Aufgabe darin besteht, das andere Geschlecht dadurch sexuell anzuregen, daß er mit körperlichen Vorstellungen assoziiert ist. Tierische Duftstoffe wie Bibergeil, Moschus und Zibet erinnern an den Duft des menschlichen Körpers, ebenso verschiedene Balsame wie Myrrhe, Styrax oder Weihrauch.

Anders dagegen ist die erogene Wirkung der Blumenöle. Sie beruht selten auf ihrer bloßen Duftwirkung, sondern hier verbinden sich verschiedene Phantasieerfahrungen. So können Vorstellungen von Farben oder Formen in der Phantasie mit sexuellem Erleben verbunden sein. Für die meisten Menschen ist rot eine erogene Farbe, die in ihrer Phantasie mit dem Liebesleben in Verbindung gebracht wird. Voraussetzung, daß ein Blumenöl als erogen empfunden wird, ist:

1. Das Öl enthält einen oder mehrere Stoffe, die geruchlich an den menschlichen Körper oder seine Ausscheidungen erinnern.

2. Die Grundpflanze besitzt eine Form, die an menschliche Körperformen erinnert.

3. Der Duft ist in der Erinnerung mit einer Farbe assoziiert, die erotische Vorstellungen erzeugt.

Die Atmung

Die frische Luft gelangt über die Nase oder den Mund in die Luftröhre. In der Nase wird die eintretende Luft angewärmt, befeuchtet, gereinigt und auf Duftstoffe geprüft. Von dort aus gelangt die Luft über den Rachenraum in den Kehlkopfbereich, über die Luftröhre in die Bronchien und in die Lungen.

Der Atem ist normalerweise vom menschlichen Willen unabhängig. Er paßt sich automatisch der jeweiligen Situation an und ändert sich sofort bei einer körperlichen oder seelischen Veränderung.

Die Wechselwirkungen zwischen Atmung und seelischem Erleben sind vielfältig. Gemütsverfassungen verändern die Atmung: z.B. eine Erregung oder ein Schreck „nimmt den Atem". Der Mensch hat jedoch leicht die Möglichkeit, seinen Atem zu beeinflussen.

Eine schnellere Atmung beschleunigt den Stoffwechsel mit allen Körperfunktionen. Die Körpertemperatur steigt an, das psychische Geschehen wird schwankender und erregbarer. Emotionale Zustände ändern sich somit schnell – je schneller die Atmung, desto höher die Erregung. Diese Erregung produziert eine rasche Folge von Einfällen, Eindrücken, Erinnerungen und Vorstellungen, die aus dem Unterbewußtsein herausbrechen, ohne daß sie kanalisierbar sind. Die individuelle Einstellung wird je nach Lage entweder aggressiv oder passiv. Geistig erfolgt eine Einengung auf eine subjektivere, egozentrischere Sicht.

Eine langsame Atmung verlangsamt den Körperstoffwechsel, den Herzschlag, den Blutkreislauf und die Lymphflußgeschwindigkeit. Die Körpertemperatur sinkt ab. Das psychische Geschehen wird ausgeglichener und friedlicher. Das Vertändnis und die sensiblen Empfindungen der Umwelt gegenüber steigen.

Eine flache Atmung führt zu eingeschränktem Stoffwechsel sowie einer mangelnden Zusammenarbeit der verschiedenen Körperprozesse. Die Körpertemperatur neigt zu unregelmäßigen Schwankungen. Ebenso wird eine ängstliche, enttäuschte, schwankende und unzufriedene psychische Situation durch Angst und Unsicherheit ausgelöst.

Eine tiefe Atmung führt dagegen zu einem kräftigen Stoffwechsel sowie einem Gleichgewicht der Zusammenarbeit verschiedener Körperprozesse. Die Körpertemperatur wird stabil. Der Blutdruck bleibt gleich hoch. Die psychische Stabilität erzeugt Zufriedenheit, mit gleichzeitiger emotionaler Sicherheit und Vertrauen.

Das Nerven- und Sinnessystem

Das Nervensystem ist das Kontroll- und Informationssystem des Körpers. Es dient der Sinneswahrnehmung, dem Ausdruck seelischer Empfindung, der Ausführung und Steuerung von Bewegungen und der Regulation der Organfunktionen. Es entdeckt Veränderungen in der Umwelt, bestimmt, wie darauf reagiert wird und erteilt die entsprechenden Befehle.

Das Nervensystem ist verantwortlich für die Entwicklung der bewußten Gedanken, des Gedächtnisses sowie der unbewußten Vorgänge. Zentren des Nervensystems sind Gehirn und Rückenmark.

Das Nervensystem ist unterteilt in ein animales und ein vegetatives Nervensystem. Das vegetative Nervensystem dient zur Aufrechterhaltung des inneren Gleichgewichtes und beeinflußt die glatte Muskulatur aller Organe und Organsysteme, Funktions- und Körperprozesse, über die wir im allgemeinen keine Willenskontrolle haben, sowie die Sexualität. Dieses Nervensystem beeinflußt die Muskulatur aller Organe, Systeme und Drüsen. Gleichzeitig regelt es lebenswichtige Funktionen wie Atmung, Kreislauf, Sekretion, Stoffwechsel und die Verdauung, aber auch Fortpflanzungs-, Heilungs- und Regenerationsprozesse sowie die Körpertemperatur. Die Aromatherapie spricht vor allem das vegetative Nervensystem an.

Die Psyche

Es kann davon ausgegangen werden, daß jeder Prozeß im Gehirn über einen chemischen Prozeß abläuft. Das Vorhandensein chemischer Prozesse zeigt nur die materielle Ebene an. Heute ist anerkannt, daß die psychische Situation das körperliche Befinden beeinflußt.

Die Psyche ist nicht nur verantwortlich für Angst, Ärger, Frustration, Liebe und Haß, sondern auch durch die Steuerung der Abwehr, der Hormone und des vegetativen Nervensystems für den Gesundheits- oder Krankheitszustand eines Menschen.

Ergebnisse der Suggestionstherapien zeigen, daß unter Hypnose ein Allergiezustand genauso gut auslösbar ist wie eine Hautverbrennung oder eine Schmerzausschaltung.

Allergische Prozesse lösen sich außer in der Hypnose auch in einer Narkose oder Psychose. In einer durch Ätherische Öle vertieften Entspannung kann der Körper auf einen Gesundheitszustand programmiert werden, der von allein schwer erreicht werden kann. Ebenso ist es kaum möglich, eine Therapie einzusetzen, wenn an diese nicht geglaubt wird.

Die Psyche errichtet dann automatisch eine negative Barriere. Verschiedene Ätherische Öle beeinflussen die Psyche jedoch so, daß psychische Schwierigkeiten abgebaut werden können.

Lösen Geruchsstoffe freudige Informationen im Geruchszentrum aus, arbeitet der Mensch erfolgreich, freudig und zügig. Lösen sie jedoch Ekel und Widerwillen aus, arbeitet der Mensch verkrampft und widerwillig.

Bewußtsein und Ätherische Öle

Die folgenden psychischen Zustände sind durch die nachstehenden Ätherischen Öle zu verbessern, wie es die praktische Erfahrung in der Aromatherapie zeigt:

Aggression:	Sandelholz, Vanille, Ylang-Ylang
Angstzustände:	Geranie, Neroli, Melisse, Mandarine, Ysop
Apathie:	Jasmin, Patchouli, Rosmarin, Wacholder
Depressionen:	Basilikum, Bergamotte, Jasmin, Melisse
Hypochondrie:	Jasmin, Melisse
Mißtrauen:	Lavendel, Rose
Niedergeschlagenheit:	Bergamotte, Grapefruit, Jasmin, Neroli
Schockzustände:	Kampfer, Melisse, Minze, Neroli

Drittes Kapitel
Anwendungstechniken
der Aromatherapie

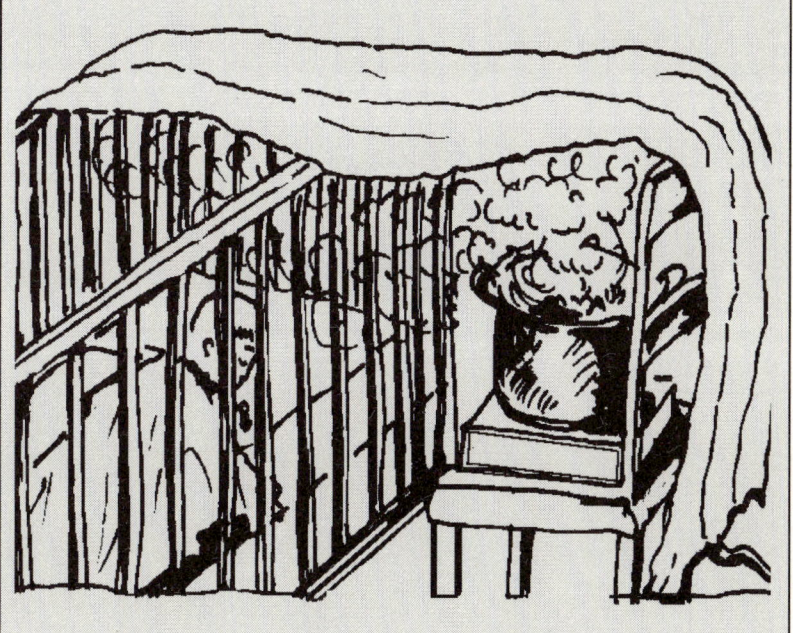

In den folgenden Kapiteln werden die wichtigsten Anwendungstechniken der Aromatherapie mit ihren Wirkungen erklärt. Aus Platzgründen kann diese Aufzählung nicht vollständig sein. Ebenso ist durch die Weiterentwicklung der Aromatherapie damit zu rechnen, daß ausgefeiltere Anwendungstechniken entstehen werden. Generell kann gesagt werden, daß die Aromatherapie geeignet ist, mit jeder Art von Massagetechnik, Wasseranwendung und anderer sanfter ganzheitlicher Therapie kombiniert zu werden.

Bisher setzten sich die Kneipp'schen Wasseranwendungen, die verschiedenen Reflexmassagen, die Akupressur sowie verschiedene Atmungs- und Entspannungstechniken als die gebräuchlichsten Anwendungsformen durch. Innerlich werden die Ätherischen Öle selten verwendet. Wenn eine innerliche Anwendung erfolgt, dann meist als spezielle Zubereitungsform oder in Kombination mit einem Heilpflanzentee. Die Techniken der Aromatherapie werden eingeteilt in eine äußere und eine innere Anwendungsform. Je nach Veranlagung kann eine oder mehrere dieser Techniken gleichzeitig angewendet werden.

1. Abreibungen und Einreibungen

Abreibungen

Ziel der Abreibungen: Abreibungen dienen demselben Zweck wie Waschungen, doch haben sie eine weitaus stärkere Wirkung auf den Körper. Bei den Abreibungen werden Teil- und Ganzabreibungen unterschieden. Die Ganzabreibung ist eine Anwendung, die in der Aromatherapie kaum vorkommt, da dies eine äußerst anstrengende Maßnahme ist. Die Teilabreibung ist eine Anwendung, die vor allem dann zum Einsatz kommt, wenn Hauterkrankungen behandelt werden oder die Haut mitbetroffen ist. Abreibungen dürfen nicht angewandt werden, wenn Krampfadern vorhanden sind oder eine Venenentzündung vorliegt.

Technik 1: Sie legen ein in lauwarmes Wasser getauchtes und anschließend leicht ausgewrungenes Handtuch auf den Körper auf. Das Tuch wird dann von Ihnen mit beiden Händen in langen Strichen so lange kräftig über den Körper gerieben, bis sich die so behandelte Stelle warm anfühlt.

Technik 2: Sie legen einen in lauwarmes Wasser getauchten, dann leicht ausgewrungenen Schwamm auf den Körper und reiben ihn in langen sanften Strichen ab. Mit dem Schwamm saugen Sie den Teil des Wassers wieder auf, der durch das Streichen austritt.

Wirkung: Abreibungen wirken vor allem auf die Beschaffenheit der Haut und die oberflächlichen Blutgefäße.

Heilanzeigen: Ekzeme, Hautentzündung, Insektenstiche

Geeignete Öle: Bergamotte, Eisenkraut, Fenchel, Fichtennadel, Geranie, Orange, Patchouli, Tea-Baum, Zitrone, Zitronengras.

Einreibungen

Ziel der Einreibungen: Der Einsatz der Einreibung liegt vorwiegend im Bereich von Haut-, seltener von Lymphdrüsen- oder Venenerkrankungen. Einreibungen sind einfacher als Massagen auszuführen, aber hilfreich bei verschiedenen Erkrankungen und vor allem bei Kindern sehr beliebt.

Wirkung: Die Einreibung
* unterstützt die Abwehr-Funktion der Haut,
* hilft bei Erkältung, Husten und Bauchschmerzen,
* beugt Pilzerkrankungen vor.

Technik: Sie verteilen eine Flüssigkeit mit Ihrer flachen Hand auf einer Körperpartie mit mehr oder weniger starkem Druck. Sie reiben so lange, bis diese in die Haut aufgenommen ist.

Geeignete Öle: Benzoe, Bergamotte, Cajeput, Eukalyptus, Fenchel, Lavendel, Mandarine, Melisse, Muskatellersalbei, Neroli, Tea-Baum, Ysop.

2. Massagetechniken

Die klassische Massage

Ziel: Die klassische Massage ist eine uralte Technik. Sie ist eine systematische Behandlung der Haut und des darunterliegenden Gewebes durch Streichen, Reiben, Kneten und Klopfen mit der Hand. Die Massage übt einen Reiz auf das Nervensystem, die Muskulatur, den Kreislauf und das Lymphsystem aus.

Wirkung: Die Massage wirkt nicht nur lokal, sondern umfassend und als eine Reiztherapie aufzufassen.

Die Hand ist dabei gewöhnlich das Werkzeug, wenn auch bei einigen Massageformen der Aromatherapie Unterarme, Ellenbogen oder Faust und Knie zur Massage verwendet werden. Die Hand streichelt sanft die Haut des zu Massierenden zur Herstellung des Kontaktes. Dies übt einen starken Reiz auf das Nervensystem und die seelischen Empfindungen aus. Die Massage senkt den Blutdruck und den Pulsschlag, regt den Blut- und Lymphstrom an, unterstützt die Gewebe- und Knochenerneuerung und beschleunigt die Ausscheidung krankhafter Stoffe aus dem Körper.

Die Massage lindert Muskelschmerzen und Schwellungen und setzt eine Überempfindlichkeit der Haut herab.

- **Über die Haut werden die Tastorgane angeregt und lösen bei einer leichten Berührung ein Gefühl der Sinnlichkeit und der angenehmen Wohligkeit aus,**
- **über den Abbau muskulärer Verspannungen werden Müdigkeit und Streß gelöst,**
- **über das Zulassen der Berührung wird auf psychische Schichten gegriffen, die Offenheit und Vertrauen schaffen, sowie Angst und Ärger abgebaut.**

Alle Massagen haben eine tiefe Wirkung, die durch bestimmte Umstände verstärkt werden kann. Wichtig ist, daß alle Anwendungen auf der direkten Körperoberfläche in ruhiger Atmosphäre stattfinden.

Diese Atmosphäre kann durch Musik, farbiges Licht, Wärme und Geruchsstoffe sowie eine bildhafte Vorstellung verstärkt werden. Alle

Massagen oder deren Sonderformen werden sinnvollerweise in einem ruhigen Raum durchgeführt, den Sie frei von störenden Geräuschen halten sollten. Er soll freundlich eingerichtet, gut belüftet, aber auch angenehm warm sein. Der zu Massierende darf bei der Massage nicht frieren.

Eine Massage können Sie auf dem Boden oder einer gepolsterten Massagebank durchführen. Alternativ zur Massagebank können Sie einen Tisch mit einer Höhe von 75 cm verwenden. Die Massage auf dem Boden kann auf einer 2–5 cm dicken Unterlage bzw. einer oder mehreren übereinander ausgebreiteten Decken durchgeführt werden.

Ein Bett ist für eine Massage ungeeignet, da das Bett als Unterlage zu weich ist. Bei einer Rückenmassage sollten Sie kleine Kissen oder Lagerungsrollen unter dem Fußgelenk zur bequemeren Lage verwenden, bei einer Bauch- oder Brustmassage eine Unterlage unter den Kniegelenken und dem Hals.

Je entspannter ein Körper ist, um so sinnvoller sind diese Anwendungen. Eine Massage sollten Sie am unbekleideten Körper durchführen. Zumindest sollte soviel Kleidung abgelegt werden wie nur möglich. Weisen Sie den zu Massierenden an, sich mit geschlossenen Augen die Anwendung bildhaft vorzustellen. Durch eine innere „Bildvorstellung" (Visualisierung) kann sich der zu Massierende nicht nur besser entspannen, sondern diese „Visualisierung" hilft, die körpereigenen Selbstheilungskräfte zu unterstützen. Immer wieder sollten Sie sich und dem zu Massierenden klar vor Augen führen, daß nicht Sie als Helfer oder gar Therapeut die Heilung ausführen, sondern der Patient selbst. Sie können ihm dabei nur unterstützend zur Seite stehen.

Die meisten Muskeln oder Muskelgruppen können unbesorgt massiert werden. Massieren Sie nie bei einem Knochenbruch in Nähe der Bruchstelle, bei Blutergüssen, Krampfadern und verletzten Hautstellen. Über Drüsen und geschwollenes Gewebe dürfen Sie nur sehr vorsichtig massieren. Deshalb sollten Sie die Massage auch auf Muskeln beschränken. Bänder, Gelenke, Sehnen und Drüsen sollen von Anfängern nicht massiert werden, da sonst Entzündungen auftreten können. Mit der Aroma-Massage ist es auch hier sinnvoll zu massieren, doch gehören dazu ein subtiles Gefühl und viel Erfahrung.

Die klassischen Massagetechniken

Nachdem Sie Körperkontakt mit dem zu Massierenden aufgenommen haben, sollten Sie versuchen, den Kontakt bis zum Ende der Massage nicht mehr zu unterbrechen. Ist es aus irgendeinem Grunde notwendig, beide Hände vom Körper des zu Massierenden weg zunehmen, sollten Sie diesen zumindest mit dem Ellenbogen oder einem Knie noch berühren.

Eine entspannende und wirksame Massage besteht aus fünf verschiedenen Grifftechniken: dem Drücken, Klopfen, Pressen, Reiben und dem Streichen. Jeder dieser Griffe übt eine besondere körperliche Wirkung aus.

Die Effleurage: Das leichte Streichen an der Oberfläche ist der bekannteste Massagegriff. Mit dem Streichen beginnen Sie die Massage, während die Haut leicht eingefettet wird. Es sind lange, in Richtung Herz strebende Bewegungen, die oberflächlich oder tief sein können. Beim Streichen paßt sich Ihre ganze Hand dem Körper an, den Sie massieren. Die Streichungen werden in ununterbrochenem Rhythmus ausgeführt, und Ihre Hände bleiben mit der Haut des zu Massierenden in Berührung. Die Technik des Streichens bewirkt bei leichtem Druck eine bessere Durchblutung der massierten Gebiete. Sie wirkt beruhigend und fördert die Entspannung. Bei etwas größerem Druck werden das Lymph- und Venensystem angeregt und die Durchblutung infolge einer Erweiterung der Blutgefäße beschleunigt. Eine Massage beginnt und endet mit rhythmischen, langsamen Streichungen, die mit Fingern, Handflächen oder Daumen ausgeführt werden. Dies ist ein Beruhigungsgriff. Anfangs arbeiten Sie nur mit einem leichtem Druck, bevor Sie allmählich tiefer ins Gewebe dringen. Vom Streichen gehen Sie zum tiefgehenden Reiben über.

Die Friktion: Das tiefgehende Reiben: Es sind kleine, kreisförmige Rollbewegungen, die Sie mit dem Daumen oder den drei mittleren Fingerspitzen durchführen. Manchmal ist auch die Verwendung der Handwurzel, der Faust oder der Knöchel sinnvoll.

Die Technik des Reibens: Das Reiben wird in kleinen, kreisförmigen Rollbewegungen mit wechselnder Geschwindigkeit sowie einem zu- und abnehmenden Druck ausgeführt. Auch die Berührung wechselt. Arbeiten Sie abwechselnd mit dem Daumen und den Fingern als Stütze oder den Fingern mit dem Daumen als Stütze. Bei größeren Flächen können Sie zum Reiben auch die Handwurzel oder die Faust benutzen. Die Reibung wird vor allem zur Behandlung der Gelenke, der Muskelbäuche und hervorstehender Knochenteile angewendet. Das Reiben löst Muskelverspannungen und Ergüsse im Gewebe auf und bringt eine Erleichterung bei Stauungen. Die Elastizität der Haut wird trainiert und die Talgdrüsenfunktion angeregt. Von der Reibung gehen Sie zur Knetung über.

Die Petrissage: Das Kneten ist die schwierigste Massagetechnik und wird quer zur Muskelfaser ausgeführt. Wichtig ist, daß Sie den Muskel nicht zwicken.

Die Technik des Knetens: Beim Kneten wird die Haut zwischen Daumen und Zeigefinger mit Bindegewebe und Muskeln von der Knochenunterlage abgehoben und wie Teig gerollt, gepreßt und gezerrt. Der betreffende Körperteil wird gleichzeitig mitbearbeitet. Sie sollten dabei ein ruhiges und gleichmäßiges Tempo einhalten.

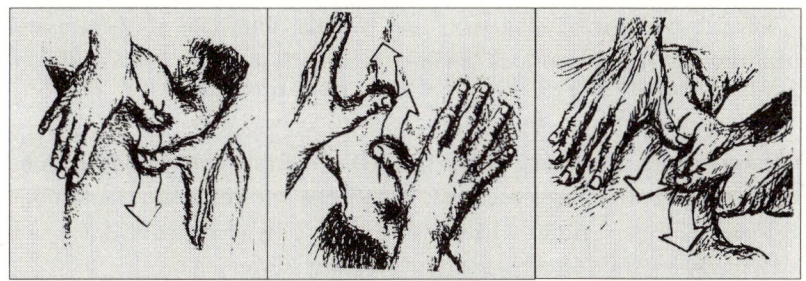

Klassische Massagegriffe

Nach dem ersten Durchgang können Sie die Muskeln in der Längsrichtung mit der Handwurzel oder der Faust in einer Kreisbewegung kneten. Das Kneten kräftigt den Muskel und regt die tieferliegende Zelltätigkeit der Blut- und Lymphgefäße an, vermehrt die Sauerstoffzufuhr der Muskeln und die Ausscheidung von Stoffwechsel-Abfallprodukten.

Das Tampotement: Das Klopfen geschieht mit kurzen und abgehackten Schlägen der ganzen Hand.

Die Technik des Klopfens: Sie können das Klopfen mit kurzen und abgehackten Schlägen mit der ganzen Hand, aber auch durch Hacken, Klopfen oder Klatschen nur mit den Fingern ausführen. Es regt durch starke Reize die Aktivität der Muskel- und Gewebetätigkeit sowie des Stoffwechsels an und wirkt zugleich beruhigend.

Vibrieren: Das feinschlägige Schwingen des Körpers.

Die Technik des Vibrierens: Sie bringen mit Ihrer ganzen, auf dem Körper liegenden Hand oder mit mehreren nebeneinanderliegenden Fingerendgliedern mit zitternder Bewegung das Gewebe zum Schwingen. Dabei führen Sie die Vibration aus dem Schulter- beziehungsweise aus dem Ellenbogengelenk heraus aus. Das Vibrieren regt durch eine Tiefenwirkung die inneren Organe, vor allem die Verdauungsorgane an. Es löst Muskelverkrampfungen und wirkt anregend auf die Zirkulation von Blut und Lymphe.

Alle Massagetechniken können Sie sowohl mit einer als auch mit zwei Händen gleichzeitig ausführen. Das „Ausstreichen an der Oberfläche" ist dabei die am leichtesten zu erlernende Technik.

Die Massageöle

Für die meisten Massagetechniken werden fette Öle als Gleitmittel benötigt, um die Hände gleichmäßig über die Haut bewegen zu können. In diesen fetten Ölen können Ätherische Öle gelöst sein.

Zur Aroma-Ganzkörpermassage werden ausschließlich fette pflanzliche Öle verwendet, die immer Ätherische Öle gelöst beinhalten. Pflanzliche Öle sind am besten dazu geeignet, Ätherische Öle durch die Haut in den Körper zu bringen. Ätherische Öle sind nicht fettig und verflüchtigen sich zu schnell, wenn sie direkt in die Haut einmassiert werden.

Die Trägeröle sollen geruchlos und voll in den Körper einmassierbar sein. Massageöle können Sie selbst herstellen, aus Haltbarkeitsgründen jedoch nie die Menge für mehr als 2 Monate vorrätig halten. Bei der Herstellung eines Massageöles spielt es keine Rolle, ob es sich dabei um ein Gesichts-, Haut- oder Körperöl handelt.

Sie benötigen eine Flasche mit 50 ml Fassungsvermögen für ein Körperöl, und eine 25-ml-Flasche für ein Gesichtsöl. In eine 50 ml fassende Flasche können Sie nun 2,5 ml eines Ätherischen Öles geben, anschließend mit Trägeröl auffüllen und gut durchschütteln. Dies ergibt ein 5%iges Öl.

Avocadoöl: Ein fettes zartgrünes Öl aus den Früchten der Avocado (Persea gratissima). Es ist ein nährstoff- und vitaminreiches Öl, das sich gut auf der Haut verteilen läßt und besonders gut aufgenommen wird. Deshalb wird es anderen Ölen zu 5–10% beigemischt. Es ist stabil gegen Ranzigwerden, aber relativ teuer und wird reizlos von der Haut vertragen.

Distelöl: Das fette Öl aus den Samen der Färberdistel (Carthamus tinctorius) hat einen sanften, leicht nussigen Geschmack und ist eines der billigsten Pflanzenöle. Da es leicht ranzig wird, sollten Sie es kühl aufbewahren.

Jojobaöl: Das Öl aus dem Samen der Jojoba-Pflanze (Simmondsia chinensis) ist ein flüssiges Naturwachs von goldgelber Farbe und leicht nussigem Geschmack. Es durchdringt die Haut leicht und ist für jeden Hauttyp geeignet, aber sehr teuer. Da es als Wachs nicht ranzig werden kann, ist es am längsten haltbar.

Mandelöl: Das Öl aus dem Samen der Mandel (Amygdalus communis) ist ein dünnflüssiges, geruchloses fettes Öl mit einem Erstarrungspunkt von minus 10° C. Es ist hautverträglich, wirkt reizlindernd, wird aber leicht ranzig.

Die Menge der zu einem Massageöl zugesetzten Ätherischen Öle richtet sich nach der Anwendung der Massage. Neben den fetten Massageölen werden vor allem folgende Ätherische Öle zu Massageölen verwendet. Ihre Einteilung erfolgt nach ihrer anregenden, entspannenden, erfrischenden oder sinnlichen Wirkung:

anregend	entspannend	erfrischend	sinnlich
Eisenkraut	Bergamotte	Kampfer	Jasmin
Lavendel	Melisse	Latschenkiefer	Neroli
Petit Grain	Petit Grain	Lemongrass	Rosenholz
Rosmarin	Rose	Limette	Sandelholz
Zitrone	Mandarine	Pfefferminze	Ylang-Ylang

Die Menge des zugemischten Ätherischen Öles sollten Sie genau beachten. Die Dosierung kann entscheidend sein, wenn Sie das Massageöl zur Reflexmassage einsetzen.

Lassen Sie die Massageöle während der Massage nahe bei sich stehen. Wählen Sie einen Platz, an dem Sie das Öl nicht versehentlich umstoßen können. Wärmen sie das Öl mit der Hand an, bevor Sie es auf dem Körper verteilen.

Bei einer Ganzkörpermassage geben Sie das Öl erst auf die Stelle, mit der Sie zu massieren beginnen und reiben Sie nicht den gesamten Körper damit ein. Je nach Gebrauch bringen Sie neues Öl dorthin, wo Sie es gerade benötigen.

Die Aroma-Ganzkörpermassage

Ziel: Eine Aroma-Ganzkörpermassage führt zu einer deutlichen und nachhaltigen Verbesserung des Gesundheitszustandes, einer erhöhten Vitalität und einer Verbesserung von Hautfarbe und -struktur sowie des psychischen Zustandes.

Sie gleicht die Energien des Körpers aus, wirkt emotional stabilisierend und in wechselnder Reihenfolge sexuell stimulierend und wieder destimulierend. Sie ruft Erinnerungsbilder des Unterbewußtseins hervor und hilft, diese zu verarbeiten.

Die Aroma-Ganzkörpermassage ist in ihrer Technik nicht auf eine Muskellockerung ausgerichtet. Sie soll in ihrer einfachen Form im wesentlichen auf das Bindegewebe und die Haut wirken, erst in zweiter Linie auf Muskeln und reflektorisch auf innere Organe.

In ihrer erweiterten Form richtet sich die Aroma-Ganzkörpermassage weitgehend auf energetische und emotionale Strukturen des Körpers, je nach der individuellen Bestimmung des Ätherischen Öles, das nicht nur auf die körperlichen Beschwerden, sondern vor allem auf den psychischen Zustand abgestimmt wird.

Sinnvoll ist es, wenn der zu Massierende auf einer Fußbodenmatte liegt und Sie neben ihm knien oder er auf einem Tisch liegt und Sie neben ihm stehen.

Der Tisch hat den Vorteil, daß Ihr Rücken geschont wird. Sie fordern den zu Massierenden auf, verstärkt und durchgehend tief zu atmen. Durch diese Bauchatmung lädt sich sein Körper energetisch auf. Dadurch ist besser zu erkennen, wo sich Verspannungen und somit Panzerungen im Körper befinden.

Bevor Sie mit einer systematischen Massage am Körper beginnen, wird der zu Massierende aufgefordert, seinen Atem in die jeweiligen Spannungsbereiche hinzuatmen. Es kann sinnvoll sein, diese Körperstellen zu schütteln oder leicht zu massieren, um die Aufmerksamkeit des zu Massierenden auf diese Stellen zu lenken. Durch das bewußte und tiefe Atmen und das Lenken der Aufmerksamkeit auf diese Körperstellen lösen sich mit der Zeit diese Verspannungen. Die Körperenergie kann wieder freier fließen.

Grobe Verhärtungen kann man meist sofort sehen. Feinere Verhärtungen sind mit den Fingern zu ertasten. Dann kann mit der Körperarbeit begonnen werden.

Die Massage beginnt mit kreisenden Bewegungen oder mit leichten berührenden Strichen. Eine Aroma-Ganzkörpermassage soll tief, aber niemals heftig oder gar schmerzhaft sein.

Verlauf einer Aroma-Ganzkörpermassage

Eine Ganzkörpermassage beginnt immer am Kopf, wobei sich die folgende Reihenfolge als die effektivste erwiesen hat: Von der Schläfe aus geht die Folge über die Stirn zum Mittelscheitel über den gesamten Kopf bis zum knöchernen Ende am Hinterkopf. Von dort zum Warzenfortsatz, hinter dem Ohr und zurück zum Beginn der Halswirbelsäule, die einzelnen Wirbel der Wirbelsäule hinunter bis zu den Schulterblättern. Danach über die Seitenpartien der Brust- und Lendenwirbelsäule zum Lendenbereich und anschließend zum Ende des Steißbeines. Von dort aus weiter zur Sitzmuskulatur und über das Gesäß bis zum Damm, die Innenseite der Oberschenkel hinunter zur Kniekehle und über die Unterschenkelrückseite bis zum Fuß.

Danach über die Unterschenkelvorderseite zurück zur Kniescheibe und über die Oberschenkelvorder- und -innenseite zum Schambereich. Danach über den gesamten Bauchbereich bis an den Bogen der unteren Rippe, hoch zur Brustbeinspitze, über den Brustbereich weiter zum Schlüsselbein. Es folgt die Oberarmaußenseite hinunter zum Ellenbogen und weiter bis zum Handrücken, über die Handinnenseite und die Unter- und Oberarminnenseite zur Achselhöhle, dann zum Hals und über den Unterkiefer zurück zur Gesichtsmuskulatur. Die Aroma-Ganzkörpermassage endet mit einer Streichmassage der Augenregion und dem Ausstrich über die Nasenspitze.

Die Aroma-Ganzkörpermassage ist relativ leicht durchzuführen, solange sie nur im körperlichen Bereich wirken soll. Soll die Aroma-Ganzkörpermassage jedoch in tieferen Schichten der Persönlichkeit wirken, etwa im Emotionalen oder Unterbewußten oder gar im Seelischen, ist deren Durchführung schwierig und muß über eigene Erfahrung erlernt werden.

Wirkung: Die Wirkung der Aroma-Ganzkörper-Massage beruht einerseits auf einer physiologisch/psychischen Wirkung der Ätherischen Öle, andererseits jedoch auch auf der energetisch ausgleichend wirkenden Massagetechnik.

Massage-Sonderformen

Die Reflex-Massagen

Ziel: Die Reflex-Massagen beruhen auf einem Zusammenspiel der Nerven über die Reflexbögen zu verschiedenen Steuersystemen des Körpers. Im Zusammenspiel dieser Wirkungen lassen sich Beeinflussungen erzielen, deren Verlauf teils geklärt, teils nur über Erfahrung belegt ist.

Bei den Reflex-Massagen bearbeiten vorwiegend einzelne Finger die Reflexzonenbereiche. Reflektorisch beeinflußbare Zonen befinden sich auf der Schädeldecke, in der Ohrmuschel, der Nasenmuschel, auf dem Rücken, dem Bauch, der Handfläche und dem Fuß.

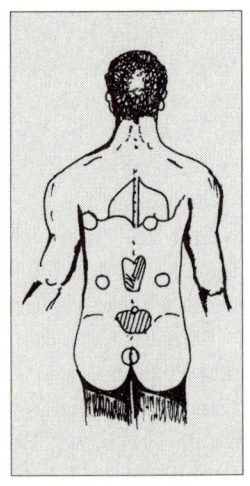
Reflexgebiete

Die Segment-Reflex-Massagen

Die Segment-Reflex-Massage ist eine Massage, bei der eine mechanische Beseitigung aller Veränderungen der Körpersegmente im Vordergrund steht. Durch einen Reiz soll über einen Haut-Organ-Reflex rückläufig auf Krankheitsprozesse an einem Organsystem eingewirkt werden.

Die Grundlage der Segment-Reflex-Massage bildet die Erkenntnis, daß:

- **Körper, Psyche und Umwelt eine untrennbare Einheit bilden,**
- **alle Organismen durch einen nervalen und humoralen Regelkreis in gesetzmäßiger Wechselbeziehung stehen,**
- **Störungen eines Körperteils sich über Regelkreise auf den gesamten Organismus auswirken können.**

Die Brust- und Rücken-Reflex-Massage

Auf der Vorder- und Rückseite des Körpers befinden sich Hautzonen, über die es möglich ist, innere Organe wie Lunge, Herz, Magen, Dünn- und Dickdarm, Leber und Galle, Milz und Bauchspeicheldrüse reflektorisch zu erreichen. Durch verschiedene Massagetechniken in diesen

Körper-Segmenten können Sie das zugeordnete Organ beeinflussen. Je nach Technik können Sie die Organe und die zugehörigen Lymphgefäße oder die den Organen zugeordneten energetischen Meridiane der Akupunktur mit anregen.

Die Nasale Reflex-Massage

Die Nasale Reflex-Massage ist eine Massage der Nasenmuscheln mit einem ölgetränkten Watteträger. In den Schleimhäuten der unteren und mittleren Nasenmuschel befinden sich reflektorische Zonen, die mit verschiedenen Organsystemen des Organismus in Verbindung stehen. Durch Reizung dieser Zonen kann auf diese Organsysteme ein deutlicher Einfluß genommen werden.

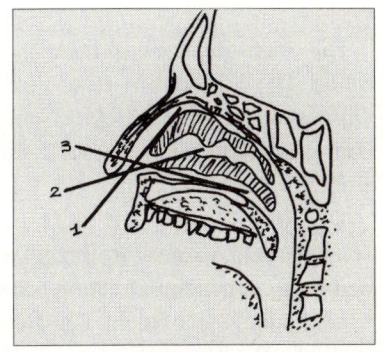

Über die Nasalen Reflexzonen wird eine direkte Wirkung der Ätherischen Öle auf die Neben- und Stirnhöhlen der Nase sowie den Rachen und das Atmungssystem erzielt.

Im unteren Nasengang befindet sich im vorderen Bereich die Beckenzone mit allen Organen des Urogenitalbereiches, im mittleren Bereich die

Nasengänge

Solarplexuszone mit den Organen des mittleren und oberen Bauchraumes: Magen, Pankreas, Darm, und im hinteren Bereich die Kopfzone. Im oberen Nasengang befindet sich die respiratorische Zone mit den Atmungsorganen.

Technik: Ein Watteträger wird mit einem Ätherischen Öl getränkt, und beide Nasenhälften werden von innen mit Kreisbewegungen sanft massiert. Beginnen Sie zuerst die Behandlung mit den Naseneingängen, der sich eine sanfte Innenmassage der unteren und mittleren Nasenmuschel anschließt. Je nach der zu behandelnden Erkrankung kann diese Nasen-Innenmassage bis zum Ende des mittleren Nasenganges gehen.

Vorsicht: Da eine Massage der inneren Nasengänge leicht einen Kitzelreiz auslösen kann, müssen Sie den Kopf des Patienten fest fixieren, und mit dem zu Behandelnden wird zuvor ausgemacht, daß dieser einen Kitzelreiz sofort durch Heben der Hand anzeigt. Wird der

45

Watteträger sofort aus der Nase entfernt, kann es zu keiner Verletzung beim Niesen kommen.

Heilanzeigen: Asthma, Grüner Star, Heuschnupfen, Kopfschmerzen, Magen- und Gallenbeschwerden, Menstruationsstörungen, Migräne, Nasennebenhöhlenentzündung, Schlafstörungen, Schwindelanfälle, Sexualstörungen.

Geeignete Öle: Anis, Eukalyptus, Fenchel, Kampfer, Melisse, Nelke, Pfefferminze, Rosmarin, Salbei, Zimt.

Die Fußreflexzonen-Massage

Die Fußreflexzonen-Massage ist keine Fußmassage im eigentlichen Sinne. Die Stimulation ihrer Punkte wirkt auf verschiedene Organe und Organsysteme. Die reflektorischen Zonen der Organe befinden sich auf dem gesamten Fuß bis etwa 2 cm über den Innen- und Außenknöcheln, wobei die Sohlen die meisten Reflexzonen aufweisen.

Der Reflexbegriff darf nicht mit dem Muskel-Sehnen-Reflex gleichgesetzt werden, da diese Reflexgebiete keinen eindeutigen Nervenbezug zu den entsprechenden Organen haben.

Es handelt sich nicht um Head'sche Hautreflexe, sondern eher um bildliche Projektionsflächen. Sie haben sich in der praktischen Arbeit als zutreffend erwiesen, wenn auch der dazugehörende anatomische Zusammenhang bisher noch fehlt.

Anfang des 20. Jahrhunderts berichteten amerikanische Ärzte über Beobachtungen, daß sie beim Abtasten der Füße von Kranken körniges Gewebe unter der Haut spürten, das durch eine Massage abgebaut werden konnte. Erstaunlicherweise besserten sich dabei auch andere körperliche Beschwerden.

Sie entwickelten eine Theorie, daß über den gesamten Körper ein Zonensystem verteilt sei. Ein System, das in 10 senkrechte, gleichmäßig angeordnete Felder gegliedert ist, die vom Kopf zu den Füßen durch alle Organe gehen.

Diese Zonen sind im Unterschied zu den quer zum Körper verlaufenden Head'schen Zonen Längszonen, je fünf pro Körperseite.

Das engste Netz befindet sich dabei auf den Fußsohlen. Der gesamte Körper mit all seinen Organen projiziert Entsprechungspunkte dorthin.

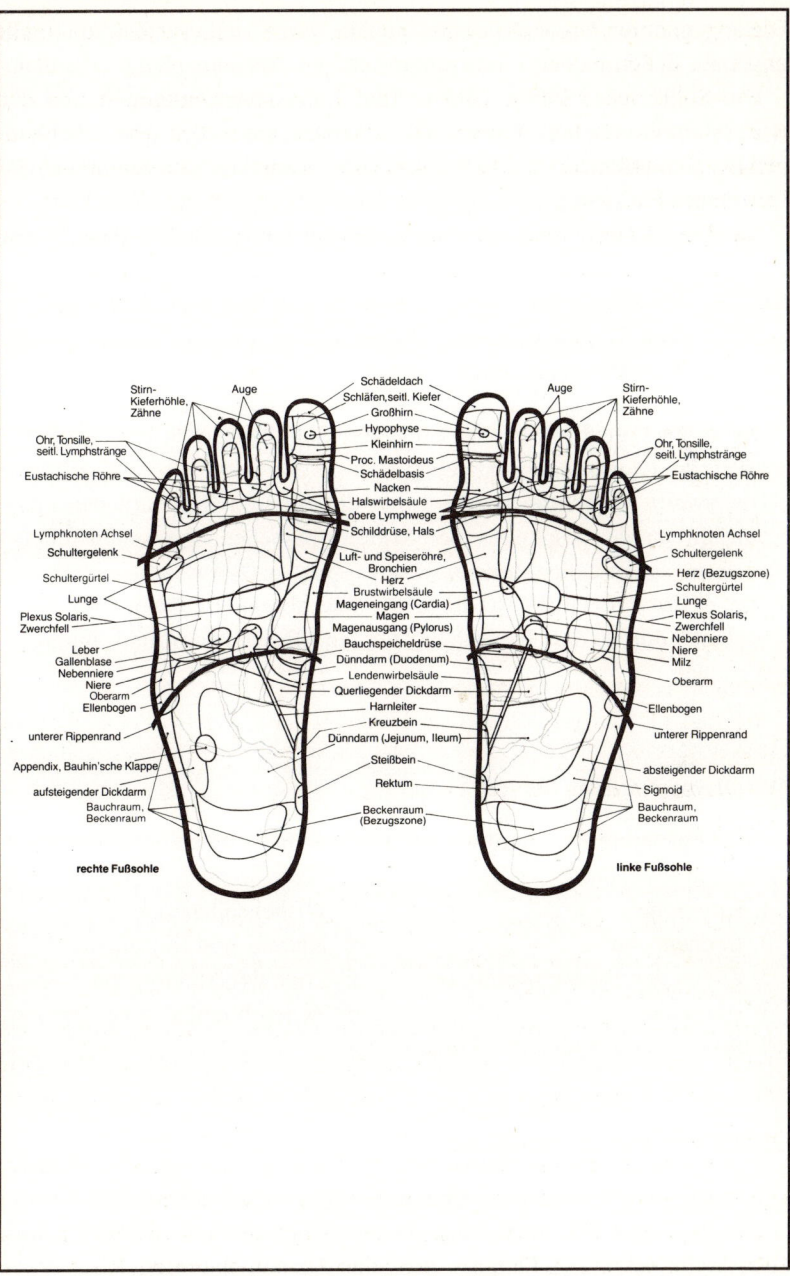

Stirn-
Kieferhöhle,
Zähne
Auge
Schädeldach
Schläfen, seitl. Kiefer
Großhirn
Hypophyse
Kleinhirn
Proc. Mastoideus
Schädelbasis
Nacken
Halswirbelsäule
obere Lymphwege
Schilddrüse, Hals
Luft- und Speiseröhre,
Bronchien
Herz
Brustwirbelsäule
Mageneingang (Cardia)
Magen
Magenausgang (Pylorus)
Bauchspeicheldrüse
Dünndarm (Duodenum)
Lendenwirbelsäule
Querliegender Dickdarm
Harnleiter
Kreuzbein
Dünndarm (Jejunum, Ileum)
Steißbein
Rektum
Beckenraum
(Bezugszone)

Ohr, Tonsille,
seitl. Lymphstränge
Eustachische Röhre
Lymphknoten Achsel
Schultergelenk
Schultergürtel
Lunge
Plexus Solaris,
Zwerchfell
Leber
Gallenblase
Nebenniere
Niere
Oberarm
Ellenbogen
unterer Rippenrand
Appendix, Bauhin'sche Klappe
aufsteigender Dickdarm
Bauchraum,
Beckenraum

rechte Fußsohle

Stirn-
Kieferhöhle,
Zähne
Auge
Ohr, Tonsille,
seitl. Lymphstränge
Eustachische Röhre
Lymphknoten Achsel
Herz (Bezugszone)
Schultergelenk
Schultergürtel
Lunge
Plexus Solaris,
Zwerchfell
Nebenniere
Niere
Milz
Oberarm
Ellenbogen
unterer Rippenrand
absteigender Dickdarm
Sigmoid
Bauchraum,
Beckenraum

linke Fußsohle

Die sogenannten Organprojektionspunkte waren zu dieser Zeit noch sehr ungenau, ließen jedoch schon einen sicheren Zusammenhang erkennen.

Die Sohle jedes Fußes wird in fünf Längszonen eingeteilt, die den Körperlängszonen entsprechen. Diese Zonen laufen von den Zehenkuppen bis zum hinteren Fersenrand und vom Fußrücken zum Sprunggelenk. Der innere Fußrand gehört zur Zone Eins, der äußere zur Zone Fünf.

Da diese Längszonen nur eine Lagebestimmung in der Senkrechten ermöglichten, wurden drei Querzonen-Linien zuerst hypothetisch festgelegt, die den Körper horizontal unterteilen und sich nach dem Knochengerüst richten. Die Praxis zeigte, daß diese Querzonen an herausragenden anatomischen Stellen des Fußes liegen.

Die erste Querlinie ist die Linie des Schultergürtels und verläuft durch die Kleinzehengrundgelenke.

Die zweite Querlinie ist die Linie des unteren Rippenrandes und verläuft an den Gelenken der Mittelfußknochen, der sogenannten Lisfranc'schen Gelenklinie.

Die dritte Querlinie ist die Linie des oberen Beckenrandes und verläuft durch das Fersenbein bis an die äußeren und inneren Knöchel.

Die Organeinteilung am Fuß

Die Organeinteilung wird wie nachfolgend in 9 Organzonen festgelegt:

1. Kopfzone   2. Wirbelsäulenzone
3. Beckenzone   4. Nieren- und Blasenzone
5. Zonen der Verdauungsorgane   6. Zone der Atemorgane
7. Herzzone   8. Zonen lymphatischer Organe
9. Zonen der hormonellen Drüsen

Öl-Massage und Öl-Einreibung

Normalerweise werden zu einer Fußreflexzonen-Behandlung keinerlei Gleitmittel oder Öle verwendet. In der Aromatherapie wurden jedoch zwei Techniken entwickelt, die dazu eine Ausnahme bilden.

Technik 1: Die direkte Ölmassage: Das heißt, während der Fußreflex-zonen-Massage werden in fetten Ölen gelöste Ätherische Öle direkt in die Reflexzonen eingerieben um die Reizwirkung zu erhöhen.

Technik 2: Die nachfolgende Öleinreibung: Nach einer klassisch durchgeführten Reflex-Massage werden die Füße mit einem hautverträglichen Öl eingerieben, dem Ätherische Öle zugesetzt sind.

Heilanzeigen: Bronchitis, Erkrankungen des Bewegungsapparates, Kopfschmerzen, Menstruationsbeschwerden, Migräne, Rheumatische Schmerzen.

Geeignete Öle: Bergamotte, Cajeput, Eukalyptus, Fenchel, Geranie, Latschenkiefer, Lavendel, Melisse, Orangenschale, Sandelholz, Wacholderbeeren, Zimtrinde, Zitrone.

Die Saugmassage

Ziel: Die Saugmassage ist eine spezielle Anwendung der Aromatherapie, die aus der trockenen Schröpfung entwickelt wurde. Mit Hilfe eines Schröpfglases werden dabei Hautstellen angeregt, ein Ätherisches Öl in besondere Hautzonen einwirken zu lassen.

Technik 1: Die normale Saugmassage geschieht mit Hilfe eines Glases, dem durch einen Gummiball die Luft entzogen wird. Sie setzen das Schröpfglas mit eingedrücktem Gummiball auf den Körper und lassen den Ball los.

Technik 2: Die heiße Saugmassage geschieht mit Hilfe eines Saugglases, dessen Unterdruck durch einen entflammten Watteflock erzeugt wurde. In das Saugglas legen Sie etwas Watte, zünden diese an und stülpen das Glas mit der brennenden Watte auf die betreffende Hautfläche.

Wirkung: In den angesaugten Hautbezirk strömt Blut aus dem umliegenden Gewebe. Je länger das Saugglas auf der Haut verbleibt, desto aktiver wird der unter der Haut entstehende Bluterguß.

Heilanzeigen: Asthma, Blasen-, Gallenblasen- und Menstruationsbeschwerden, Muskelverspannungen.

Geeignete Öle: Anis, Bergamotte, Cajeput, Eukalyptus, Fenchel, Geranie, Ingwer, Kümmel, Muskatellersalbei, Nelken, Orangenschale, Poleiminze, Rosenholz, Sandelholz, Tea-Baum, Zimtrinde.

3. Kompressen, Slipeinlagen und Wickel

Ziel der Wickel: Wickel (Packungen, Umschläge) sind Anwendungen mit feuchten Tüchern, die möglichst eng um größere Körperteile gewickelt werden. Dadurch entsteht ein Reiz, der vom Körper mit einer verstärkten Hautdurchblutung sowie einer Kreislauf- und Stoffwechselanregung beantwortet wird. Dies kann mit Ätherischen Ölen verstärkt werden.

Der Haupteinsatzbereich der Wickel liegt vor allem in der Behandlung von Erkrankungen innerer Organe wie Blasenentzündung.

Ziel der Kompresse: Kompressen (Auflagen) sind Anwendungen in der Behandlung von Kopfschmerzen, Muskelschmerzen, Verstauchungen, der Linderung von Schmerzen innerer Organe, Hauterkrankungen, Entzündungen, Menstruationskrämpfen.

Die **Kompressen (Auflagen)** und die **Wickel (Packungen, Umschläge)** mit ihren vielseitigen Anwendungsmöglichkeiten unterscheiden sich von den meisten anderen Anwendungen durch ihre Dauer und Wirkung. Die Einwirkung von Kompresse und Wickel beträgt mindestens eine halbe Stunde. Dementsprechend kommt beiden Techniken eine intensive Lokalwirkung auf den jeweils zu behandelnden Körperteil zu. Die Handhabung der Kompressen und der Wickel ist relativ einfach und hat sich dadurch im Laufe der Zeit kaum verändert.

Technik: Zu Kompressen und Wickeln gehören 3 Tücher: ein inneres Leinentuch, das als großes, einfach oder bis sechsfach zusammengefaltetes, aufsaugendes nasses Tuch unmittelbar auf den Körper kommt, ein etwas größeres, luftdurchlässiges Zwischentuch und ein noch größeres wärmendes Flanelltuch oder eine Wolldecke.

Das Innentuch, in kaltes oder heißes Wasser getaucht, ist der Träger der Wirksubstanz und sollte genauso groß sein, wie der zu behandelnde Bereich. Beim Wickel wird das Tuch um den Körper gewickelt, bei der Kompresse legt man das Tuch nur auf die zu behandelnde Körperregion auf.

Das ein- oder mehrfach zusammengefaltete Leinentuch wird mit heißem oder kaltem Wasser durchnäßt, ausgewrungen und auf die zu behandelnde Körperstelle gelegt. Darüber kommt das trockene Leinentuch und darüber die Wolldecke.

Wirkung der heißen Kompressen: Heiße Kompressen erweitern die Blutgefäße und machen die steife Muskulatur geschmeidiger.

Wirkung der kalten Kompressen: Kalte Kompressen führen Wärme ab und werden vor allem bei Entzündungen verwendet. Unverdünnte Ätherische Öle sind meist sehr gut als Sofortmaßnahme bei Insektenstichen, Nesselausschlag, Verbrennungen, Verbrühungen usw.

Dabei genügt es, das Ätherische Öl direkt auf die Haut zu tropfen. Auch bei Gürtelrose hilft dies, den Schmerz zu lindern.

Heißen und kalten Kompressen werden etwa 6–10 Tropfen des Ätherischen Öles in 1/4–1/2 Liter Wasser zugegeben.

Die Größe der Tücher

Wickeltücher gibt es in speziellen Größen, praktisch kann jedoch jedes Leinentuch verwendet werden, wenn es folgende Maße hat:

Armwickel	60 x 90 cm	Beinwickel	80 x 130 cm
Brustwickel	40 x 180 cm	Fußwickel	80 x 80 cm
Ganzwickel	80 x 210 cm	Halswickel	10 x 60 cm
Handwickel	60 x 60 cm	Kreuzwickel	80 x 180 cm
Kurzwickel	160 x 180 cm	Lendenwickel	40 x 180 cm
Unterwickel	190 x 150 cm	Wadenwickel	80 x 80 cm

Verschiedene Wickelformen

Der kalte Wickel

Technik: Tragen Sie das Ätherische Öl direkt auf die Haut auf und legen Sie den kalten Wickel darüber. Die Temperatur des frischen für die Wickel verwendeten Wassers sollte etwa 18–20°C betragen. Die Anlegungsdauer des kalten Wickels beträgt etwa 1/2 bis 1 Stunde.

Wirkung: Der kalte Wickel aktiviert den arteriellen Kreislauf und bewirkt damit eine bessere Durchblutung der entsprechenden Körperpartien. Er fördert die Ausscheidungen der Haut und wirkt allgemein beruhigend.

Geeignete Öle: Eukalyptus, Eukalyptus citrodora, Kampfer, Lemongras, Melisse, Minze, Pfefferminze, Tea-Baum, Zitrone.

Neben den Ätherischen Ölen wird noch Essig als Zusatz verwendet.

Heilanzeigen: Blutergüsse, Eiterungen, örtliche Entzündungsprozesse, fieberhafte Erkrankungen, Gelenkentzündungen, Hauterkrankungen, Lymphgefäßentzündungen, Nervenschmerzen, Quetschungen, Prellungen und Verstauchungen.

Der kühlende oder wärmeentziehende Wickel

Technik: Legen Sie den gut nassen Wickel 10–20 Minuten nur leicht angedrückt auf den Körper, bis er sich erwärmt. Dann wird er erneuert.

Wirkung: Er wird bei Entzündungen, Insektenstichen, und zur Resorption von Blutergüssen verwendet, wobei durch die Kühlung eine zusätzliche Schmerzlinderung erreicht werden soll, und ist fiebersenkend.

Der wärmestauende kalte Wickel

Technik: Das gut ausgewrungene Wickeltuch bleibt so lange liegen, bis es zu einer Erwärmung kommt. In der Regel etwa 90–120 Minuten. Noch vor Beginn der Schweißbildung wird es abgenommen.

Heilanzeige: Bronchitis, Erkältungskrankheiten, Gicht, Muskelrheuma.

Der schweißtreibende Wickel

Technik: Das ebenfalls gut ausgewrungene Wickeltuch bleibt so lange liegen, bis es zu einer Erwärmung kommt, und bleibt noch 30–60 Minuten nach dem Beginn des Schweißausbruches liegen.

Heilanzeigen: Blasenentzündung, Bronchitis, Erkältungskrankheiten, Gallenblasenentzündung, Gicht, Muskelschmerzen, Nervenschmerzen.

Geeignete Öle: Arnika, Eukalyptus, Fenchel, Römische Kamille.

Der warme bis heiße Wickel

Warme Wickel führen zu einer Erweiterung der Hautgefäße und werden vor allem bei fröstelnden Menschen verwendet. Sie müssen öfter

gewechselt werden. **Heiße Wickel** führen zu einer raschen Hautdurchblutung und zu einer Durchblutung des darunterliegenden Gewebes. Sie
werden nur in kleinen Abmessungen verwendet, so heiß wie nur möglich
angelegt und bleiben so lange, wie der Kranke dies aushält.

Die einzelnen Wickel

Armwickel

Technik: Dieser Wickel reicht von den Fingerspitzen bis zur Schulter.
Die Tücher werden auf einen Tisch gelegt, zuerst das Wolltuch, zuletzt
das nasse Innentuch. Nun legt man den Arm auf die Tücher und schlägt
sie, bei der Hand beginnend, möglichst eng um den Arm.
Dauer: etwa 60 Minuten
Wassertemperatur: 12–16° C
Heilanzeige: Fieberzustände, Gelenkschmerzen, Tennisellbogen.

Brustwickel

Technik: Es ist der meistverwendete Wickel in der Aromatherapie,
und er reicht von der Achselhöhle bis zum unteren Rippenbogen, die
Arme bleiben frei. Man legt die Tücher aufs Bett, die Wolldecke
zuunterst, das Zwischentuch und zuletzt das nasse Innentuch. Man legt
sich auf die Tücher und diese werden faltenlos und fest umgelegt.
Dauer: maximal 60 Minuten
Wassertemperatur: 12–18° C
Heilanzeigen: Bronchitis, Fieberzustände, nervöse Herzbeschwerden,
Husten, Keuchhusten, Lungenentzündung, Masern, Mumps, Scharlach,
Verdauungsstörungen.

Fuß- und Handwickel

Technik: Mit einem Leinensocken oder Dreieckstuch, dessen Spitze
zu den Fußzehen- oder Fingerspitzen zeigt, wird die Hand oder der Fuß
eng umwickelt. Der Wickel soll bis über das Fuß- oder Handgelenk
reichen.

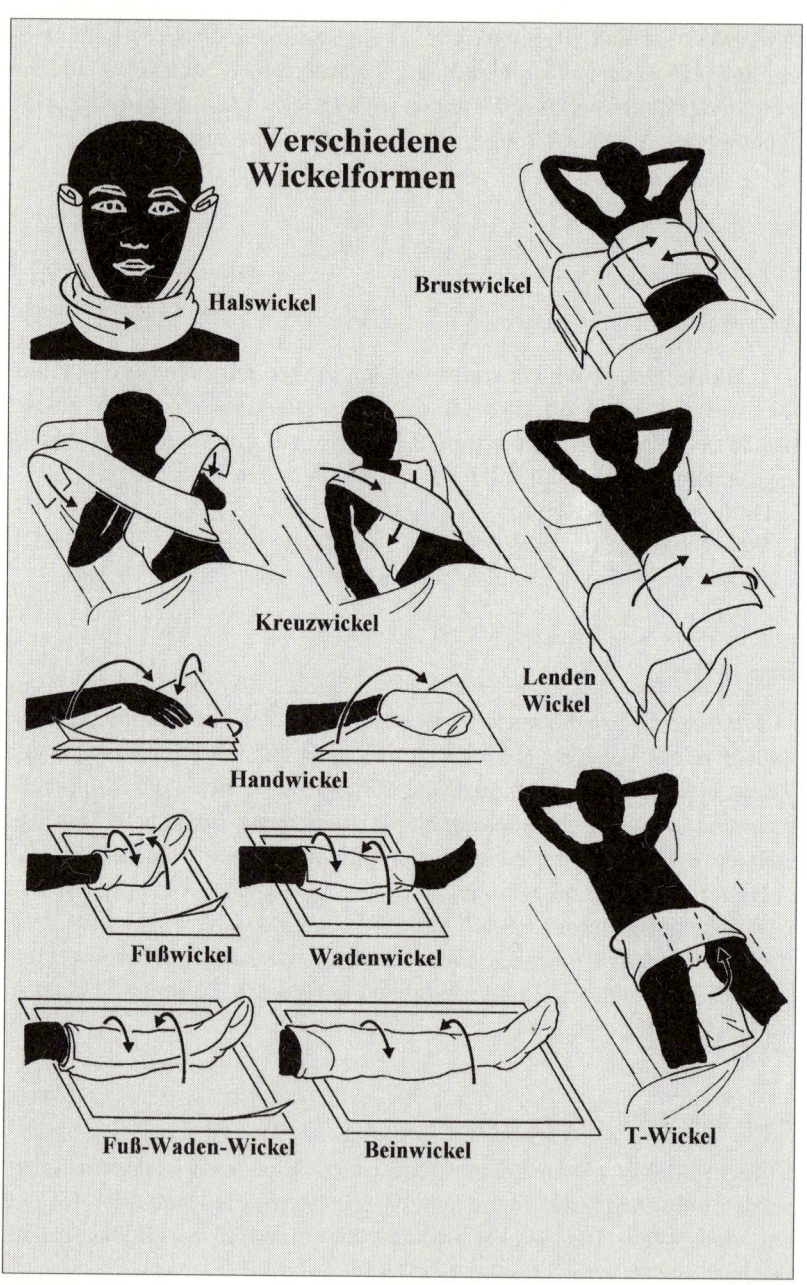

Verschiedene Wickelformen

Halswickel

Brustwickel

Kreuzwickel

Lenden Wickel

Handwickel

Fußwickel

Wadenwickel

Fuß-Waden-Wickel

Beinwickel

T-Wickel

Dauer: maximal 30 Minuten
Wassertemperatur: 12–18° C
Heilanzeige: Fieberzustände, rheumatische Schmerzzustände, Sehnenscheidenentzündung.

Halswickel

Technik: Tauchen Sie die Hälfte eines auf Handbreite zusammengelegten Tuches in Wasser (etwas auswringen) und wickeln Sie diesen Teil zuerst zweimal um den Hals. Die trockene Hälfte bildet das Zwischentuch. Darüber kommt ein trockener Schal. Luftzutritt wird durch das trockene Außentuch vermieden.
Dauer: 60 Minuten. Sobald das Tuch trocken ist, den Wickel erneuern.
Wassertemperatur: 12–18° C
Heilanzeigen: Diphtherie, Fieberzustände, Heiserkeit, Husten, Kehlkopf-, Mandel- und Rachenentzündung, Kopfschmerzen, Mumps.

Leibauflage und Lendenwickel

Technik: Tauchen Sie ein vierfach zusammengefaltetes Tuch in heißes Wasser, wringen Sie es gut aus und legen Sie es auf den Leib, so daß es vom Nabel bzw. Rippenrand bis zur Oberschenkelmitte reicht. Sie legen ihn an wie einen Brustwickel.
Dauer: etwa 60 Minuten. Kann auch über Nacht bleiben.
Wassertemperatur: 12–18° C oder 35–40° C
Heilanzeigen: Blasen- und Harnröhrenentzündungen, Darmkoliken, Eileiterentzündung, Gallenblasen- und Leberbeschwerden, Menstruationsbeschwerden.

Wadenwickel

Technik: Dieser Wickel wird wie ein Brustwickel bereitet, aber vom Fußknöchel bis zur Kniekehle angelegt.
Dauer: bis 40 Minuten
Wassertemperatur: 12–18° C
Heilanzeigen: Fieber, Mandelentzündung, Ischias, Mittelohrentzündung, Venenentzündung, Wadenkrämpfe.

Die Slipeinlage

Ziel: Die Slipeinlage ist eine ausschließlich in der Aromatherapie verwendete Anwendung, die bei Frauenerkrankungen eingesetzt wird.

Technik: Träufeln Sie einige Tropfen Ätherisches Öl auf eine Slipeinlage, die Sie dann in den Schlüpfer einkleben. Durch deren Verdampfung wirken die Ätherischen Öle ähnlich wie bei einem Sitzbad.

Geeignete Öle: Benzoe, Bergamotte, Fenchel, Geranium, Jasmin, Lavendel, Majoran, Mandarine, Melisse, Muskatellersalbei, Neroli, Orange, Patchouli, Poleiminze, Rosmarin, Sandelholz, Ylang-Ylang, Zeder, Zimt.

Heilanzeigen: Menstruationsbeschwerden, Wechseljahrbeschwerden.

4. Die Waschungen

Waschungen sind die mildesten Formen der Wasseranwendung und unterscheiden sich grundsätzlich von den normalen Reinigungswaschungen des Körpers. Medizinische Waschungen sind gleichmäßige Befeuchtungen der Haut unter einem leichten Druck, durchgeführt mit einem Frottee- oder einem grobleinenen Waschlappen.

Waschungen sind einerseits ein allgemeines Abhärtungsmittel, das den Kreislauf unterstützen und die Durchblutung der Haut sowie einzelner Gliedmaßen fördern soll, andererseits aber auch eine spezifische Reiz-Anwendung, vor allem mit einem 30–50%igen Essigzusatz.

Die in der Aromatherapie angewandten Waschungen sind die Arm-, Ganzkörper-, Oberkörper- und Leibwaschung.

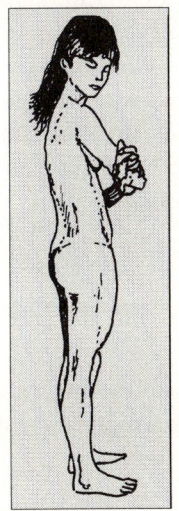

Waschung

5. Spülungen

Ziel: Spülungen sind Anwendungen in der Aromatherapie, deren Zielrichtung die menschlichen Körperöffnungen sind. Die Spülungen der Aromatherapie sind: die Mund-, Nasen-, Ohren- und Scheidenspülung. **Wirkung:** Sie wirken durchblutungsfördernd und entzündungshemmend sowie entgiftend, wobei die Giftstoffe ausgespült werden.

Die Nasenspülung

Technik: Tropfen Sie mit einer Einmalspritze etwas 0,8 %ige Kochsalzlösung durch Herunterdrücken des Kolbens langsam aus der Spritze in die Nasenöffnung. Beim Einträufeln in die Nase ist es wichtig, daß Sie den Kopf nach hinten gebeugt halten. Eine Nasenspülung löst die Schleimansammlung und legt die Eingänge der Nebenhöhlen frei.
Geeignete Öle: Anis, Basilikum, Bergamotte, Fenchel, Grapefruit, Mandarinenschale, Orangenschale, Pfefferminze, Sternanis, Tea-Baum.
Heilanzeigen: Heuschnupfen, Nasennebenhöhlen- und Stirnhöhlenentzündung, Polypen, Schnupfen.

Nasen- und Ohrentropfen

Nasen- und Ohrentropfen sollten am besten in einer Flasche mit einer Pipette oder einem speziellen Tropfverschluß aufbewahrt werden.

Nasentropfen

Technik: Der Patient setzt sich mit zurückgelehntem Kopf auf einen Stuhl. Verschließen Sie ein Nasenloch mit den Fingern. Beim Atmen durch den Mund träufeln Sie einige Tropfen Flüssigkeit in das Nasenloch. Dann verschließen sie dieses Nasenloch und tropfen einige Tropfen in das andere Nasenloch. Der Kopf sollte danach eine Minute nach hinten überstreckt gehalten werden.

Geeignete Öle: Anis, Basilikum, Bergamotte, Eukalyptus citrodora, Fenchel, Geranium, Mandarine, Melisse, Muskatellersalbei, Niaouli, Pfefferminze, Tea-Baum, Ysop.

Heilanzeigen: Asthma, Grippale Infekte, Heuschnupfen, Nasennebenhöhlen- und Stirnhöhlenentzündung, Schnupfen.

Ohrentropfen

Technik: Legen Sie den Kopf des Kranken so zur Seite, daß das kranke Ohr oben liegt. Das Ohr wird an der Spitze der Ohrmuschel nach hinten gezogen. Auf diese Weise wird der Ohrkanal gestreckt und die ins Ohr getropfte Flüssigkeit kann ihre Wirkung voll entfalten. Der Kopf sollte nun einige Minuten in dieser Stellung gehalten werden. Danach massieren Sie die Ohröffnung leicht, um sicherzugehen, daß die Ohrentropfen auch wirklich vollständig in das Ohr eingedrungen sind.

Geeignete Öle: Bergamotte, Bohnenkraut, Mandarine, Orangenschale, Römische Kamille.

Heilanzeigen: Mittelohrentzündung, Ohrenschmerzen.

6. Die Bäder

Badeanwendungen der Aromatherapie sind die Voll- oder Teilbäder.

Das Vollbad (Liegebad), meist als indifferentes, warmes, temperaturansteigendes oder heißes Bad mit einer Wassermenge von 150 l, bedeckt den ganzen Körper bis zum Hals. Es findet in der Aromatherapie nur selten Verwendung, mit Ausnahme des Öl- und Überwärmungsbades.

Auch das **3/4-Bad** muß noch zum Vollbad gerechnet werden. Die Wanne wird dabei so weit gefüllt, daß der Wasserspiegel in halbe Brusthöhe kommt. Die sinnvollste und effektivste Anwendungen des Vollbades sind immer noch das Auslaugebad und das Überwärmungsbad.

Geeignete Öle: Bergamotte, Eukalyptus, Fenchel, Fichtennadel, Geranie, Jasmin, Latschenkiefer, Lavendel, Lemongras, Mandarinenschale, Melisse, Muskatellersalbei, Niaouli, Orangenschalen, Pfefferminze, Rosenholz, Rosmarin, Sandelholz, Thymian, Zimtrinde.

Heilanzeigen: Angstzustände, Atemwegserkrankungen, depressive Spannungszustände, Durchblutungsstörungen, Kopfschmerzen, Menstruationsbeschwerden, Migräne, Muskelschmerzen, nervöse Anspannung, Schlaflosigkeit.

Das Ölbad

Ziel: Das Ölbad ist eine spezielle Anwendung der Aromatherapie und muß unter Kontrolle durchgeführt werden. Der Badende darf während des Bades nicht allein gelassen werden.

Technik: Die Temperatur des Ölbades beträgt 38–39° C und dem Wasser werden 50 ml Öl zugegeben. Das fette Öl wird zuvor mit etwa 10–15 Tropfen eines Ätherischen Öles in einer Flasche mit warmem Wasser gemischt und 2–3 Minuten durchgeschüttelt, bis sich das Öl gleichmäßig mit dem Wasser mischt. Der Patient steigt dann in die Wanne und bleibt so ruhig wie nur möglich im Wasser liegen.

Die Badedauer wird anfangs nur 10 Minuten durchgeführt, dann jedoch mit jedem Bad um weitere 3 Minuten gesteigert, so daß das 6. Bad etwa 25 Minuten dauert.

Der Badende wird dann nicht abgetrocknet, sondern zieht sich einen Bademantel an und legt sich für eine halbe Stunde ins Bett zum Nachschwitzen. Die dünne Ölschicht, die auf der Haut bleibt, haftet noch lange an und sollte frühestens nach 24 Stunden abgeduscht werden.

Geeignete Öle: Eukalyptus, Fichtennadel, Geranien, Latschenkiefer, Lavendel, Melisse, Orangenschalen, Pfefferminze, Rosmarin, Thymian, Wacholderbeeren.

Heilanzeigen: Asthma, Bronchitis, Hauterkrankungen.

Arm-, Fuß-, Halb-, Hand- und Sitzbad

Die Teilbäder der kleinen Kategorie sind meist Arm- oder Fußbäder und werden entweder als Hand-, Unterarm-, Arm-, Fuß- und/oder Unterschenkelbäder eingesetzt. Größere Teilbäder sind Halb- und Sitzbäder.

Geeignete Öle: Arnikawurzel, Basilikum, Benzoe, Bergamotte, Bohnenkraut, Citronell, Estragon, Eukalyptus, Fenchel, Fichtennadel, Geranien, Grapefruit, Kampfer, Kardamom, Koriander, Lavendel, Lemongras, Lemone, Manderinenschalen, Minze, Muskatblüte, Muskatellersalbei, Orangenschale, Palmarosa, Patchouli, Rosenholz, Rosmarin, Salbei, Sandelholz, Thymian, Wacholderbeeren, Ysop, Zedernholz, Zimtrinde.

Das kalte Bad wird in der Aromatherapie kaum angewandt. Die mildere Wirkung der temperierten oder warmen Bäder wird durch den Zusatz Ätherischer Öle aufgewertet. Das sehr heiße Überwärmungsbad hat nur einen sehr beschränkten Einsatz. In speziellen Fällen ist es jedoch jeder anderen Maßnahme überlegen.

Grundsatz: Nie ein kaltes Bad in einem kalten Raum anwenden; nie ein kaltes Bad, wenn die Person friert oder Gliedmaßen kalt sind.

Wirkung des kühlen und körperwarmen Bades: Kühle und körperwarme Bäder wirken beruhigend, heiße Bäder kreislaufanregend. Heiße Bäder belasten Herz und Kreislauf stark und können bei einer zu langen Anwendung zu einer Gefäßerschlaffung führen. Dieser Gefäßerschlaffung muß mit einer kalten Abwaschung vorgebeugt werden.

Wirkung des heißen Bades: Das heiße Bad wirkt schmerzlindernd, lymphflußanregend, giftausscheidend über die Haut und umstimmend auf die Reaktionslage.

Die Teil-Bäder

Das Armbad

Ziel: Im Gegensatz zur Kneipp-Therapie wird in der Aromatherapie das kalte Armbad nie verwendet. Das Wasser wird immer angewärmt, um die Ätherischen Öle leichter in die Haut zu schleusen.

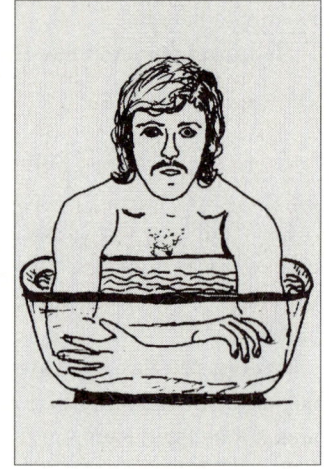

Technik: Es ist einfach durchzuführen, da es in den meisten Fällen reicht, die freigemachten Arme in ein ausreichend tiefes Waschbecken zu tauchen. Die Arme sollten bis über das Ellenbogengelenk, noch besser bis zur Oberarmmitte in das Wasser getaucht sein, die Ellenbogen sind abgewinkelt, die Hände leicht geöffnet. Das Armbad wirkt allgemein abhärtend, beruhigend und erfrischend.

Wassermenge: 10–20 l.

Heilanzeigen: Arthritis, Asthma, Herzkrämpfe, eiternde Wunden.

Armbad

Das Wechselarmbad

Technik: Sie benötigen dazu zwei Armwannen, die mit Wasser unterschiedlicher Temperatur gefüllt sind. Das Warmbad liegt zwischen 35-38° C oder noch höher, das Kaltbad so kalt wie nur möglich. Die Badedauer beträgt etwa 10 Minuten. Der Wechsel vom beginnenden warmen Bad erfolgt nach etwa 5 Minuten für 15–30 Sekunden, dann wiederholen Sie diesen Vorgang nochmals. Das Ätherische Öl wird nur dem Warmbad zugegeben und beträgt 4–6 Tropfen.

Es darf beim Wechsel von kalt zu warm kein Beklemmungsgefühl auftreten, sonst muß die warme Temperatur weiter abgekühlt werden.

Geeignete Öle: Benzoe, Fichtennadel, Latschenkiefer, Lavendel, Melisse, Rosmarin, Ylang-Ylang, Zitrone.

Heilanzeigen: Chronische Bronchitis, Herzbeklemmung, Kreislaufstörungen, Schwindel, Sehnenscheidenentzündung.

Das Fußbad

Technik: Für das Fußbad (Unterschenkelbad) benötigen Sie eine hohe Schüssel, da die Füße und die Unterschenkel bis unter die Knie in Wasser eingetaucht werden sollten. Die Temperatur liegt zwischen 29 und 36° C, doch sollte bei Krampfadern 33° C nicht überschritten werden.

Geeignete Öle: Bergamotte, Lavendel, Muskatellersalbei, Salbei, Wacholder.

Wassermenge: 10–25 l.

Heilanzeigen: Blasenreizung, Geschwüre am Unterschenkel, Rheumatische Schmerzen, Schweißfüße, Wunden.

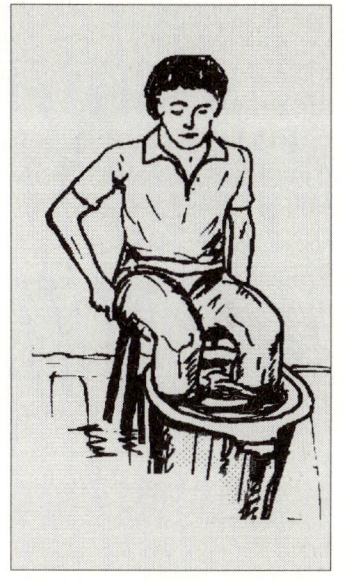

Fußbad

Das Wechselfußbad

Technik: Führen Sie das Wechselfußbad wie ein Wechselarmbad mit zwei Fußwannen durch, wobei das Warmbad etwa 37° C, das Kaltbad unter 20° C beträgt.

Das Wechselfußbad kann nur im Sitzen durchgeführt werden, wobei beide Beine nebeneinander gehalten werden. Dadurch ist das Wechseln der Wannen bequem möglich.

Dauer des Bades: Etwa 10 Minuten. Der Wechsel vom warmen ins kalte Bad erfolgt nach 5 Minuten für 15–30 Sekunden und man wiederholt das Ganze. 5 Tropfen Ätherischen Öles werden dem Warmbad zugegeben.

Geeignete Öle: Anis, Fenchel, Muskatellersalbei, Rosmarin, Salbei, Zitronenmelisse.

Heilanzeigen: Depressionszustände, Nervöser Kopfschmerz, Migräne, nächtliches Wasserlassen der Kinder, Schlaflosigkeit.

Das Halb- oder Sitzbad

Technik: Das Halbbad ist ein Wannenbad, in dem sich der Unterkörper bis zur Gürtellinie im Wasser befindet.

Wassermenge: 75–100 l

Geeignete Öle: Fenchel, Melisse, Muskatellersalbei, Rosenholz, Rosmarin, Sandelholz, Thymian, Zimt.

Heilanzeigen: Blasenbeschwerden, Kreislaufprobleme, Menstruationsbeschwerden.

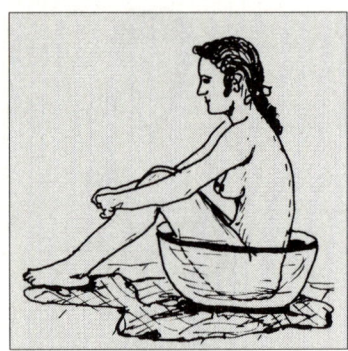
Sitzbad

7. Dämpfe, Inhalation, Duftlampe

Bedampfungen

Gesichts- oder Kopf- und Unterleibsbedampfungen sind die meistverwendeten Dampf-Anwendungen in der Aromatherapie.

Technik 1: In eine Schüssel gibt man fast kochendes Wasser und 2–4 Tropfen eines Ätherischen Öles. Das Gesicht wird in einem Abstand von etwa 20 cm über die heiße Schüssel gehalten. Den Dampf läßt man auf die Gesichtshaut einwirken. Nach dem Gesichtsdampfbad wird das Gesicht mit kühlem Wasser benetzt.

Technik 2: Setzen Sie sich mit unbekleidetem Oberkörper auf einen Stuhl, vor dem ein zweiter Stuhl in entgegengesetzter Richtung mit einem breiten Topf, der mit einem Holzgitter abgedeckt ist, steht. Breiten Sie eine Wolldecke über beide Stuhllehnen aus, so daß Sie selbst und der Dampftopf zugedeckt sind. Zuerst füllen Sie das kochende Wasser in den Topf und geben 1 Tropfen des Ätherischen Öles zu. Ist dieser verflogen, einen weiteren usw. Die Dauer des Gesichts- oder Kopfdampfes beträgt bis zu 10 Minuten.

Wirkung: Eröffnet die Hautporen und wirkt gegen Hautunreinheiten. Die meisten Hauttypen reagieren gut auf einen Gesichtsdampf, besonders die unreine oder verstopfte Haut. Nur eine mit geplatzten Äderchen durchsetzte Haut verträgt keinen Gesichtsdampf.

Heilanzeigen: Grippe, Erkrankungen der Luftwege, Nasennebenhöhlenbeschwerden, Verkrampfungskopfschmerz.

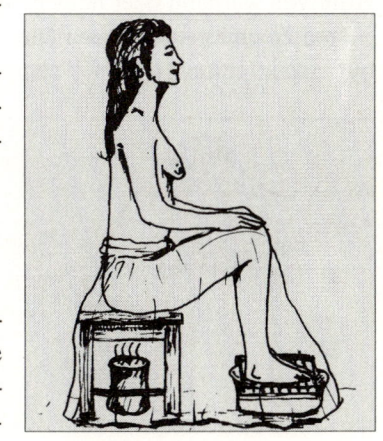

Die Unterleibsbedampfung

Technik: Die Unterleibsbedampfung wird dadurch erzeugt, daß Sie einen Dampftopf unter einen Stuhl stellen, auf dem man sitzt, und den gesamten unbekleideten Körper bedampfen.

Unterleibsdampf

Geeignete Öle: Anis, Eukalyptus, Fenchel, Muskatellersalbei, Pfefferminze, Römische Kamille, Schafgarbe, Zimtrinde.
Heilanzeige: Regelschmerzen.

Inhalation

Die Inhalation ist mit die schonendste Anwendungsmöglichkeit der Aromatherapie. Bei der Atmung muß besonderer Wert auf die Ausatmung gelegt werden. Eine oberflächliche Atmung ist in ihrer Wirkung beeinträchtigt. Es gibt verschiedene Möglichkeiten zum Inhalieren, wobei prinzipiell eine trockene und eine feuchte Inhalation zu unterscheiden sind.

Wirkung: Die Atemwege werden durch das Inhalieren befeuchtet, besser durchblutet und desinfiziert. Dazu haben Inhalationen eine entzündungshemmende und schleimlösende Wirkung.

1. Technik der trockenen Inhalation: Träufeln Sie einige Tropfen des entsprechenden Ätherischen Öles mit einer Pipette auf ein Papier- oder Stofftaschentuch, um daran wiederholt tief einzuatmen.

Ebenso können Sie einige Tropfen eines Ätherischen Öles auf oder neben das Kopfkissen tropfen oder auf die Brustseite des Hemdes, um somit über längere Zeit das Ätherische Öl einzuatmen.

2. Technik der feuchten Inhalation: Sie geschieht am besten mit Hilfe von warmem oder heißem Wasserdampf. Es reicht, wenn Sie 3 bis 5 Tropfen eines Ätherischen Öles in heißes Wasser geben und den Kopf, mit einem breiten Handtuch abgedeckt, über die Schüssel halten.

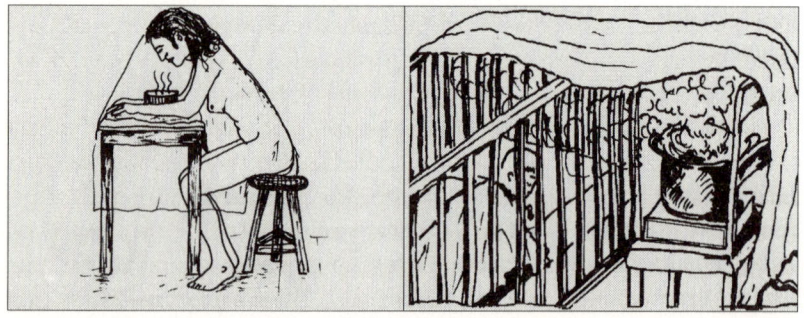

Inhalationstechnik für Erwachsene und Kleinkinder

66

Bei Kindern kann dies auch im „Indianerzelt" geschehen, das einfach durch eine große Decke über dem Tisch herzustellen ist. Das Kind und ein Erwachsener sitzen dann unter dem Tisch und atmen dort den Dampf tief ein.

Die Inhalation Ätherischer Öle wird außer bei Erkrankungen der Atemwege, Kopfschmerzen und psychischen Beschwerden auch für diejenigen Menschen empfohlen, die ungern eine Medizin einnehmen. Die Inhalation ist auch zwischen den Massage- und Reflexzonenanwendungen die Methode der Wahl, um die Wirkung der beiden Techniken zu verstärken.

Geeignete Öle: Angelikawurzel, Basilikum, Benzoe, Cajeput Eukalyptus, Fenchel, Fichtennadel, Latschenkiefern, Lavendel, Mandarinenschalen, Myrrhe, Myrte, Orangenblüten, Orangenschalen, Palmarosa, Pfefferminze, Römische Kamille, Rosenholz, Sandelholz, Tannennadeln, Tea-Baum, Terpentin, Thymian, Ysop, Zitrone, Zitronenmelisse.

Heilanzeigen: Angstzustände, Asthma, Bronchitis, Grippale Infekte, Halsentzündung, Halsschmerzen, Heuschnupfen, Husten, Kopfschmerz, Muskelverspannung, Nasenpolypen, Nebenhöhlen- und Stirnhöhlenentzündung, Rachenentzündung, Schnupfen.

Duftlampe

Die Duftlampe ist eine sehr schöne, wirkungsvolle und sparsame Methode, einen Raum zu aromatisieren.

Technik: Sie funktioniert nach dem Prinzip der Verdampfung, indem ein kleines, mit Wasser gefülltes Becken von einer Kerze langsam erwärmt wird. Auf dem Wasser schwimmt das Ätherische Öl, das dadurch langsam verdampft. Zur Aromatisierung eines etwa 50 m^3 großen Raumes genügen 2–5 Tropfen eines Ätherischen Öles.

Die Menge des Ätherischen Öles hängt vor allem von dessen Flüchtigkeit ab. Von Geranium, Jasmin, Neroli oder Weihrauch wird erheblich weniger benötigt als von Bergamotte, Eukalyptus, Rosmarin oder Zitrone.

Wirkung: Wird die Dosis der zu verdampfenden Öle zu hoch angesetzt, so treten nach einiger Zeit unangenehme Empfindungen im körperlichen oder psychischen Bereich auf, die jedoch nach einiger Zeit wieder verschwinden.

Geeignete Öle: Anis, Benzoe, Bergamotte, Blutorange, Eukalyptus, Fenchel, Fichtennadel, Geranie, Grapefruit, Jasmin, Latschenkiefer, Lavendel, Limone, Lemongras, Mandarine, Melisse, Myrte, Narzisse, Nelke, Neroli, Orange, Palmarosa, Patchouli, Perubalsam, Rose, Rosenholz, Sandelholz, Tolubalsam, Weihrauch, Ylang-Ylang, Zedernholz, Zimt, Zitrone, Zitronenmelisse.

Nebenwirkungen bei zu hoher Dosis:

Hautreaktionen:	Anis, Arnika, Eukalyptus, Spike.
Benommenheit bei:	Anis, Fenchel
Depressionen bei:	Bergamotte
Kopfschmerzen bei:	Jasmin, Lavendel, Patchouli, Ylang-Ylang.
Epilepsie-ähnliche Krämpfe bei:	Bergamotte, Fenchel, Rosmarin.
Schweißausbrüche bei:	Thymian
Übelkeit bei:	Anis, Eukalyptus, Kümmel, Ylang-Ylang.
Unruhe bei:	Sassafras.

68

8. Suggestions- und Visualisierungsmethoden

Entpannungs- und Visualisierungsverfahren sind zu den ältesten Anwendungen der Aromatherapie zu rechnen. Erreicht werden sollen durch alle verschiedenen Techniken die gleichen Ziele, wenn auch mit etwas unterschiedlichen Ansätzen und Methoden:

Befreiung von Muskelanspannungen, Verbesserung der Atmung, Beruhigung des vegetativen Nervensystems, Schmerzlinderung und Befreiung von Ängsten. Mobilisierung der körpereigenen Abwehr und Energie, Anregung der Phantasie und individuellen Kreativität, Förderung der Lernfähigkeit und der Konzentration, bewußteres und intensiveres Erfahren des Körpers und Verbesserung des körperlichen und seelischen Gleichgewichtes. Stärkung des Selbstvertrauens, Bewältigung seelischer und zwischenmenschlicher Konflikte, Klärung und Stärkung der inneren Motivation und Erreichung von Höchstleistungen aus tiefster innerer Harmonie.

Das Autogene Training

Im Gegensatz zum Kind ist der erwachsene Mensch kaum in der Lage, sich bewußt oder unbewußt in normalen Lebenslagen zu entspannen. Diese Entspannung ist ein Zustand eines wachen, aber passiven Bewußtseins mit regem Geist.

Das entspannte Bewußtsein kann der Erwachsene nur noch mit Hilfe von Entspannungstechniken kurzfristig erfahren. In dieser Entspannung ist der Mensch fähig, nicht nur körperliche Vorgänge zu beeinflussen, sondern auch tief in psychische Strukturen einzugreifen. Der Zustand des entspannten Bewußtseins ist z. B. erfahrbar über das Autogene Training.

Das Autogene Training ist eine suggestive Entspannungsmethode, die auf der Grundlage einer Bewußtseinserweiterung von Körper und Seele entwickelt wurde. Das Autogene Training geht davon aus, daß Körper, Geist und Seele eine Einheit bilden und daß sich geistig-seelische Einstellungen auf körperliche Funktionen übertragen lassen.

Der Ausgangspunkt war die Erfahrung, daß kritische Menschen leicht in der Lage sind, sich selbst in einen tiefen Ruhezustand zu versetzen,

69

ohne dabei in einen Schlaf zu verfallen. In diesem Ruhezustand ist der Mensch in der Lage, sich selbst Aufgaben zu stellen, die das Unterbewußtsein im Normalzustand dann ausführt.

Eine bewußte Konzentration auf den Körper löst das körperliche Gefühl von Schwere und Wärme und damit eine Entspannung aus. Diese körperliche Entspannung zieht wiederum eine psychische Entspannung nach sich. In der Konzentration auf diese Ruhe kommen Selbsterkennungsprozesse in Gang. Diese Wechselwirkung wird als Gesamtumschaltung des Organismus bezeichnet. Die Erfahrung besteht darin, daß unwillkürliche Organfunktionen wie etwa Puls, Blutverteilung, Muskelspannung und Herzschlag beeinflußt werden können.

Mit Hilfe Ätherischer Öle kann die Suggestivwirkung vertieft werden, aber sie können auch speziell auf einzelne Symptome oder gar Organsysteme einwirken.

Aroma-Hypnose

Hypnose ist dem Autogenen Training vergleichbar, wenn auch von weit tieferer Wirkung auf Körper und Psyche. Die Hypnose geschieht durch eine Fremdsuggestion, das Autogene Training durch eine selbstsuggestive Einleitung. Ein Mißverständnis in der Geschichte der Hypnose war die Gleichsetzung von Hypnose und Suggestion. Suggestion wurde definiert als Ich-fremder Einfluß, den der Hypnotiseur auf die hypnotisierte Person ausübt. Unter Suggestibilität wurde die kritik- und widerstandslose Annahme suggestiver Befehle verstanden. Die heutige Auffassung ist bedeutend anders.

Hochsuggestible und somit leicht hypnotisierbare Menschen besitzen ein großes Interesse an Erlebnissen mit sich selbst, eine lebhafte Phantasie, keine Angst, die Realitätskontrolle zu verlieren, und eine innere Unabhängigkeit im Sinne der Ich-Stärke. In der Hypnose besitzt der hypnotisierte Mensch merkwürdige Kräfte, über die er in seinem Wachbewußtsein nie verfügen würde. Ihre Bedeutung als medizinische Technik war in der gesamten Geschichte umstritten.

Unbestreitbar ist jedoch, daß in der Hypnose Körpervorgänge beeinflußt werden können, die dem „normalen" Willen und Bewußtsein nicht zugänglich sind. In der Hypnose können Blutdruck, Herzschlag, Atemfrequenz und Körpertemperatur usw. verändert werden.

Für die Aromatherapie ist das hypnotische Verfahren der Regression besonders interessant. Die Regression (zeitliche Rückversetzung) ist das Verfahren, den Hypnotisierten vollständig in eine frühere Zeit zurückzuversetzen. Er erweckt den Anschein, sich in dem Alter zu befinden, in das er zurückversetzt wurde. Der Hypnotisierte ist scheinbar nur mit den Erinnerungen und Fähigkeiten ausgestattet, die er zu diesem Zeitpunkt hatte. In der hypnotischen Rückversetzung bleibt ein Teil des Ichs der Person in der Gegenwart, ein Teil geht in die Vergangenheit zurück und kann früheres Geschehen voll wiedererleben. Das Gedächtnis kann die Organ- und Sinnesbereiche dazu bringen, alle Reize aus früheren Geschehnissen wieder zu empfinden.

Visualisierung oder Bild-Meditation

Visualisierung ist die Fähigkeit, mit inneren Sinnen zu sehen, zu hören, zu fühlen, zu berühren und zu schmecken. Die physischen Sinne, wie etwa das Auge, sehen nicht, sondern sie übermitteln nur die von Lichtreizen ausgelösten Nervenimpulse an das Gehirn. Das Gehirn sieht. Es kann innere Bilder ebenso klar erkennen wie die durch Lichtreize übermittelten Bilder der Außenwelt. In den Träumen sind alle fünf Sinne des Menschen lebendig, und die im Traum gesehenen Bilder sind ebenso klar wie die Bilder der durch die Augen aufgenommenen Eindrücke der Außenwelt. Durch Übung können die meisten Menschen die Fähigkeit entwickeln, im Wachzustand durch eine leichte Versenkung die inneren Sinne intensiv zu benutzen. Von Natur aus sehen manche Menschen Bilder, andere hören oder fühlen diese Eindrücke.

Die Zielsetzung der Visualisierungs-Verfahren liegt darin, die selbstregulierende Tendenz körperlicher und seelischer Prozesse im Menschen anzuregen und ihm Wege zu zeigen, wie er über die seelische Regulation körperliche und seelische Beschwerden selbst heilen kann.

Mit bildhafter Imagination wird im katathymen Bilderleben, in der Tagtraumtherapie, in der Silva-Mind-Control-Methode und beim Mental-Training gearbeitet. Die Aromatherapie verwendet zwei verschiedene Methoden der imaginativen Fähigkeiten.

In der ersten Methode wird von den imaginativen Fähigkeiten gezielt und systematisch Gebrauch gemacht, um die Bewältigung schwieriger Situationen vorzubereiten (Mental-Training).

In der zweiten Methode werden Phantasieprozesse durch die Vorgabe bestimmter Bilder in Gang gesetzt und dann weitgehend ihrer eigenen Dynamik überlassen (Katathymes Bild-Erleben, Silva-Mind-Control).

Geeignete Öle: Benzoe, Bergamotte, Cassia, Eichenmoos, Eisenkraut, Fenchel, Galbanum, Geranium, Jasmin, Mandarine, Myrte, Narzisse, Neroli, Orange, Palmarosa, Patchouli, Sandelholz, Ylang-Ylang, Zimt.

Heilanzeigen der aromaunterstützten Suggestivtherapien: Allergien, Angstzustände, Asthma, Bettnässen, Bronchitis, Depressionen, Erkältungskrankheiten, Gürtelrose, Konzentrationsstörungen, Kopfschmerzen.

Rezepturen

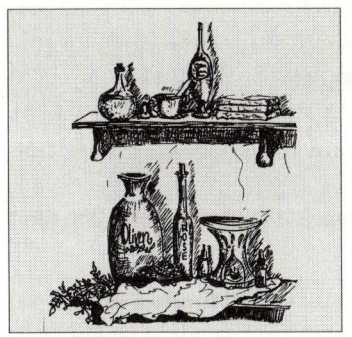

Viele Anwendungen der Aromatherapie lassen eine Verwendung reiner Ätherischer Öle nicht zu, da diese zu konzentriert sind. Deshalb mischt man Ätherische Öle mit Trägerstoffen, etwa Alkohol.

Aromalampen-Mischung

Beruhigend 1:
Bergamotte 2 Tr.
Lavendel 2 Tr.
Orange 1 Tr.

Beruhigend 2:
Basilikum 1 Tr.
Zedernholz 2 Tr.
Lavendel 1 Tr.

Beruhigend 3:
Patchouli 2 Tr.
Melisse 1 Tr.
Sandelholz 2 Tr.

Entspannend 1:
Lavendel 2 Tr.
Geranie 2 Tr.
Weihrauch 2 Tr.

Entspannend 2:
Zedernholz 3 Tr.
Orange 2 Tr.
Lavendel 1 Tr.

Entspannend 3:
Rosenholz 5 Tr.
Sandelholz 4 Tr.
Grapefruit 3 Tr.

Erotisierend 1:
Sandelholz 2 Tr.
Neroli 1 Tr.
Ylang-Ylang 2 Tr.

Erotisierend 2:
Koriander 2 Tr.
Patchouli 2 Tr.
Bohnenkraut 1 Tr.

Erotisierend 3:
Geranien 2 Tr.
Sandelholz 2 Tr.
Jasmin 1 Tr.

Desinfizierend 1:
Bergamotte 1 Tr.
Lavendel 2 Tr.

Desinfizierend 2:
Eukalyptus 1 Tr.
Zimt 2 Tr.

Desinfizierend 3:
Ysop 1 Tr.
Bergamotte 1 Tr.

Hustenmischung 1:
Benzoe 1 Tr.
Eukalyptus 2 Tr.
Ysop 1 Tr.

Hustenmischung 2:
Eukalyptus 2 Tr.
Pfefferminze 1 Tr.
Thymian 1 Tr.

Hustenmischung 3:
Eukalyptus 1 Tr.
Lemongras 2 Tr.
Ysop 1 Tr.

Luftauffrischer 1:	Luftauffrischer 2:	Luftauffrischer 3:
Basilikum 1 Tr.	Orange 2 Tr.	Zitronella 1 Tr.
Minze 1 Tr.	Zitrone 2 Tr.	Bergamotte 1 Tr.
Limone 2 Tr.	Minze 1 Tr.	Fichtennadel 2 Tr.

Aromatische Wässer

Aromatische Wässer werden tropfenweise innerlich meist zum Gurgeln oder Mundspülen verwendet.

Im allgemeinen werden pro Anwendung 2–5 Tropfen des „Wassers" mit etwa 5 ml Wasser verdünnt.

Mundwasser 1:	Mundwasser 2:	Mundwasser 3:
50 ml Alkohol 45%	50 ml Alkohol 45%	10 ml Alkohol 35%
10 ml Orangenwasser	1 ml Angelikaöl	10 ml Orangenwasser
1 ml Myrrhenöl	1 ml Eukalyptusöl	4 Tr. Zimtöl
2 ml Pfefferminzöl	2 ml Myrrhenöl	2 Tr. Sternanisöl
Aromatika:	**Aromatika 2:**	**Grippewasser:**
15 ml Alkohol 45%	50 ml Alkohol 35%	20 ml Alkohol 45%
10 ml Orangenwasser	5 ml Rosenwasser	5 ml Rosenwasser
5 ml Lavandinöl	2 ml Bergamotteöl	2 ml Pfefferminzöl
2 ml Minzöl	2 ml Orangenöl	1 ml Rosmarinöl
10 Tr. Zimtöl	6 Tr. Nelkenöl	10 Tr. Nelkenöl
Gesichtswasser für:	**fettige Haut:**	**trockene Haut:**
	50 ml Rosen-Wasser	50 ml Orangenwasser
	6 Tr. Bergamottöl	4 Tr. Geranienöl
	4 Tr. Lavendelöl	6 Tr. Lavendelöl

Badezusätze

Badeöle werden tropfenweise als medizinischer Badezusatz in der Badewanne für Teil- oder Vollbäder verwendet.

Im allgemeinen werden pro Anwendung 20–25 Tropfen des „fetten Badeöls" für ein Vollbad, 10–15 Tropfen des „fetten Badeöls" für ein Fuß- oder Handbad verwendet.

Aphrodisierungsbad:
5.0 ml Basisöl
0,5 ml Jasminöl
5,0 ml Sandelholzöl
1,0 ml Ylang-Ylang-Öl
1,0 ml Geranienöl

Belebungsbad:
5,0 ml Basisöl
5,0 ml Rosmarinöl
5,0 ml Wacholderöl
2,0 ml Pfefferminzöl
1,0 ml Sandelholzöl

Schlafförderungsbad:
5 ml Basisöl
2 ml Wacholderöl
5 ml Lavendelöl
0,2 ml Neroliöl
0,5 ml Geraniumöl

Beruhigungsbad:
5,0 ml Basisöl
3,0 ml Anisöl
3,0 ml Lavendelöl
8,0 Tr. Melissenöl

Erkältungsbad:
5,0 ml Basisöl
2,0 ml Pfefferminzöl
2,0 ml Eukalyptusöl
2,0 ml Latschenkieferöl

Erschöpfungsbad:
5,0 ml Basisöl
2,0 ml Eukalyptusöl
8,0 Tr. Geranienöl
2,0 ml Rosmarinöl

Rheumabad:
5 ml Basisöl
4 ml Wacholderöl
2 ml Eukalyptusöl
2 ml Rosmarinöl

Dermatitisbad:
4 ml Basisöl
2 ml Wacholderöl
2 ml Lavendelöl
2 ml Benzoeöl

Schmerzbad:
5 ml Basisöl
3 ml Rosmarinöl
4 ml Salbeiöl
1 ml Pfefferminzöl

Depressionsbad:
5 ml Basisöl
1 ml Vanilleöl
2 ml Bergamotteöl
2 ml Ylang-Ylang-Öl

Nervenbad:
8 ml Basisöl
3 ml Melissenöl
2 ml Lavendelöl
1 ml Petit-Grain-Öl

Cellulitisbad:
8 ml Basisöl
2 ml Zitronenöl
2 ml Wacholderöl
1 ml Zypressenöl

Erfrischungsbad:
5 ml Basisöl
2 ml Bergamotteöl
1 ml Rosmarinöl
2 ml Petit-Grain-Öl

Entgiftungsbad:
8,0 ml Basisöl
0,2 ml Geranienöl
2,0 ml Lavendelöl
1,0 ml Wacholderöl

Entkrampfungsbad:
8 ml Basisöl
2 ml Muskatellersalbeiöl
1 ml röm. Kamillenöl
1 ml Mandarinenöl

Antistreßbad 1:
2 Tr. Eisenkrautöl
2 Tr. Geraniumöl
3 Tr. Lavendelöl
1 Tr. Rosenholzöl

Antistreßbad 2:
1 Tr. Basilikumöl
2 Tr. Mandarineöl
2 Tr. Korianderöl
1 Tr. Lavandinöl

Antistreßbad 3:
1 Tr. Muskatnußöl
2 Tr. Rosmarin öl
2 Tr. Zitroneöl
1 Tr. Grapefruitöl

Sitzbad-Mischungen

Hämorrhoidenbad:	Regelbeschwerdenbad:	Weißflußbad:
Wacholderöl	Majoranöl	Bergamotteöl
Weihrauchöl	Melissenöl	Lavendelöl
Zedernholzöl	Muskatellersalbeiöl	Zimtblätteröl
Zypressenholzöl	Scharfgabenöl	Zimtrindenöl

Diese Sitzbad-Mischungen können auch als Spritzen-Mischungen für Vaginalspülungen oder zum Auftropfen auf Tampons mit jeweils der gleichen Anwendung verwendet werden.

Balsame

Balsame werden anstelle von Ölen zur äußerlichen Einreibung verwendet, wobei je eine „Messerspitze" des „Balsams" zur Einreibung verwendet wird. Eine Messerspitze entspricht in etwa 1 Gramm der Balsammischung.

Erkältungsbalsam:	Hustenbalsam:	Rheumabalsam:
50 g Kolophonium	50 g Kolophonium	50 g Kolophonium
2 ml Eukalyptusöl	1 ml Anisöl	2 ml Kieferöl
1 ml Latschenkieferöl	2 ml Eukalyptusöl	1 ml Rosmarinöl
1 ml Pfefferminzöl	1 ml Fenchelöl	1 ml Wacholderöl
1 ml Zimtblätteröl	2 ml Thymianöl	1 ml Zitronenöl

Essenzen

Ätherische Öle werden im **Verhältnis 1:10** bis **1:20** mit 45%igem Weingeist gemischt. Normalerweise gibt man auf 100 ml Weingeist 5–10 ml Ätherische Öle. Die Lagerzeit beträgt 1 Tag. Essenzen sind lange haltbar, mindestens jedoch 1 Jahr. Allgemein werden pro Anwendung 10 Tropfen der Essenz innerlich oder äußerlich verwendet.

Lupus-Essenz:	Parodontose-Essenz:	Zahnschmerz-Essenz:
10 ml Weingeist	10 ml Weingeist	55 ml Weingeist
2 ml Bergamotteöl	2 ml Eukalyptusöl	2 ml Nelkenöl
1 ml Kampferöl	2 ml Nelkenöl	2 ml Muskatnußöl
2 ml Thymianöl	1 ml Pfefferminzöl	4 ml Bergamotteöl
4 Tr. Nelkenöl	1 ml Terpentinöl	10 Tr. Zimtöl

Essige

Aromatische Essige werden durch das Vermischen von Ätherischen Ölen mit einer 3–5%igen Apfelessig-Lösung hergestellt. Die Stoffe werden miteinander gemischt und kühl und dunkel aufbewahrt. In Wasser verdünnt wird der Essig als Einreibemittel bei Juckreiz verwendet, der mit verschiedenen Haut- und Nierenkrankheiten einhergeht. Im allgemeinen werden pro Anwendung etwa 5–10 ml Essig in etwas Wasser verwendet.

Aromatischer Essig:
100 ml Apfelessig
3 ml Melissenöl
2 ml Nelkenöl
1 ml Lavendelöl
2 ml Zimtöl

Englischer Essig:
50 ml Apfelessig
1 ml Kampferöl
2 ml Lavendelöl
1 ml Nelkenöl
2 ml Zimtöl

Zahnpflegeessig:
100 ml Apfelessig
2 ml Myrrhenöl
1 ml Nelkenöl
2 ml Salbeiöl
1 ml Zimtöl

Läuse-Essig:
50 ml Apfelessig
2 ml Lavendelöl
2 ml Pfefferminzöl
2 ml Eukalyptusöl
2 ml Rosmarinöl

Akne-Essig:
50 ml Apfelessig
1 ml Bergamotteöl
2 ml Lavendelöl
2 ml Rosmarinöl
1 ml Wacholderöl

Hämorrhoiden-Essig:
50 ml Apfelessig
4 ml Melissenöl
2 ml Wacholderöl
2 ml Zypressenöl
10 Tr. Myrrheöl

Inhalationsmischungen

Inhalationsöle sind Mischungen, die entweder zur direkten Inhalation mit einem Inhalator oder zur Verdunstung mit einem Stövchen verwendet werden. Pro Inhalation werden 2–3 Tropfen in die Wasserschale des Stövchens gegeben, maximal jedoch 4 Tropfen des Inhalationsöles verwendet.

Krampfhustenöl:
10 ml Rosenwasser
2 ml Lavendelöl
3 ml Ysopöl
2 ml Zypressenöl

Gallensteinöl:
5 ml Rosenwasser
2 ml Bergamotteöl
1 ml Eukalyptusöl
2 ml Rosmarinöl

Erkältungsöl:
10 ml Rosenwasser
2 ml Basilikumöl
4 ml Eukalyptusöl
2 ml Pfefferminzöl

Massageöle

Zur Massage sowie zur Reflex-Massage werden Massageöle verwendet, die durch eine einfache Durchmischung von Ätherischen Ölen mit hochwertigen hautverträglichen fetten Ölen hergestellt werden. Auf 50 ml fettes Öl verwendet man etwa 4 ml Ätherisches Öl zur Ganzkörpermassage oder 6-8 ml Ätherisches Öl zur Reflex-Massage.

Abhärtungsöl 1:	**Abhärtungsöl 2:**	**Hustenöl:**
50 ml Massageöl	50 ml Massageöl	50 ml Massageöl
1 ml Bergamotteöl	3 ml Eukalyptusöl	2 ml Eukalyptusöl
2 ml Lavendelöl	2 ml Zitronenöl	2 ml Ysopöl
3 ml Zedernholzöl	1 ml Wacholderöl	1 ml Sandelholzöl
Aphrodisia Öl 1:	**Aphrodisia Öl 2:**	**Aphrodisia Öl 3:**
90 ml Massageöl	95 ml Massageöl	90 ml Massageöl
1 ml Jasminöl	2 ml Ylang-Ylang-Öl	1 ml Geranienöl
10 ml Sandelholzöl	5 ml Sandelholzöl	2 ml Patchouliöl
2 ml Bergamotteöl	2 ml Perubalsamöl	1 ml Ylang-Ylang-Öl
Belebendes Öl 1:	**Belebendes Öl 2:**	**Entspannendes Öl:**
80 ml Massageöl	100 ml Massageöl	95 ml Massageöl
2 ml Rosmarinöl	2 ml Rosenholzöl	6 ml Lavendelöl
5 ml Zitronenöl	2 ml Orangenöl	4 ml Sandelholzöl
1 ml Kiefernöl	10 ml Pampelmusenöl	4 ml Rosenholzöl
Krampfadernöl:	**Schmerzöl 1:**	**Schmerzöl 2:**
50 ml Massageöl	50 ml Massageöl	50 ml Massageöl
2 ml Zedernholzöl	3 ml Pfefferminzöl	2 ml Benzoeöl
4 ml Wacholderöl	4 ml Rosmarinöl	3 ml Rosmarinöl
3 ml Zitronenöl	4 ml Wacholderöl	3 ml Tea-Baumöl
Cellulitisöl 1:	**Cellulitisöl 2:**	**Cellulitisöl 3:**
80 ml Massageöl	70 ml Massageöl	80 ml Massageöl
1 ml Zitronenöl	3 ml Fenchelöl	2 ml Wacholderöl
1 ml Wacholderöl	5 ml Wacholderöl	1 ml Patchouliöl
2 ml Rosmarinöl	2 ml Zedernholzöl	

Salben

Zur Hauteinreibung werden streichfähige Salben neben Massageölen und Einreibeflüssigkeiten verwendet. Sie beruhen auf einer Mischung von Ölen mit Wachs und Wasser, denen Ätherische Öle beigemengt werden.

Die Salbengrundlage hängt von der Verwendung ab. Salben sind fett und zäh und werden entweder mit einem Holzspatel oder einem Stück Mull aufgetragen.

Eine sehr leicht selbst zu mischende Salbe wird dadurch hergestellt, daß einer hautschonenden Handels-Salbe ohne Inhaltsstoffe Ätherische Öle zugesetzt und intensiv einmischt werden. Auf 10 ml Salbengrundlage werden maximal 25–30 Tropfen Ätherische Öle zugemischt.

Weine

Weine können innerlich genommen werden, in der Aromatherapie auch zu Vaginalspülungen. Zur Herstellung der Weine werden etwa 40 Tropfen eines Ätherischen Öles in 750 ml trockenem Weißwein zur innerlichen Einnahme, etwa 90–120 Tropfen zu Vaginalspülungen verwendet. Da sich die Öle sehr gut in dieser alkoholischen Lösung verteilen, ist der Wein schon wenige Stunden danach verwendbar. Im allgemeinen werden pro Anwendung je 50 ml zur innerlichen Einnahme und zu Vaginalspülungen verwendet.

Bitteraroma-Wein:	Weißflußwein:	Zimtwein:
750 ml Wermutwein	1 l Weißwein	1 l Malaga
10 Tr. Korianderöl	10 Tr. Lavendelöl	5 ml Zimtöl
10 Tr. Nelkenöl	15 Tr. Zimtöl	8 Tr. Nelkenöl
15 Tr. Zimtöl	10 Tr. Orangenöl	2 ml Orangenöl

Die Hausapotheke

Eine Hausapotheke ist von unschätzbarem Wert. Sie kann nicht für alle eventuellen Fälle ausgerüstet sein, jedoch sollte in Grenzen eine medikamentöse Erstversorgung gewährleistet sein. Der universelle Einsatz Ätherischer Öle macht sie geradezu ideal für die Hausapotheke. Die Aufgabe der Hausapotheke ist vor allem:

- **die erste Hilfe bei kleineren Unfällen zu Hause,**
- **die Erstversorgung bei auftretenden Beschwerden, bis diese vom Arzt behandelt werden können,**
- **die Linderung leichterer Beschwerden.**

Aufbewahrt werden sollte die Hausapotheke in einem kühlen Raum. Da alle Ätherischen Öle mehr oder weniger giftig sind, ist es notwendig, sie unter Verschluß zu halten.

Hausapotheke 1	Hausapotheke 2	Hausapotheke 3
Anisöl	Bergamotteöl	Bergamotteöl
Bergamotteöl	Fenchelöl	Fenchelöl
Eukalyptusöl	Grapefruitöl	Kampferöl
Fenchelöl	Kampferöl	Lavendel
Fichtennadelöl	Lavendelöl	Minzöl
Grapefruitöl	Lemongrasöl	Nelkenöl
Ind. Melissenöl	Nelkenöl	Orangenöl
Lavandinöl	Rosenholzöl	Zedernholzöl
Pfefferminzöl	Zedernholzöl	Zitronenöl
Rosenholzöl	Zimtrindenöl	
Salbeiöl		
Tea-Baumöl		
Zedernholzöl		
Zimtrindenöl		
Zitronenöl		

Die obengenannten Zusammenstellungen Ätherischer Öle haben sich als Hausapotheke bestens bewährt. Mit diesen Zusammenstellungen können die meisten alltäglichen Erkrankungen in den Griff bekommen werden.

Viertes Kapitel
Die Krankheitsbilder

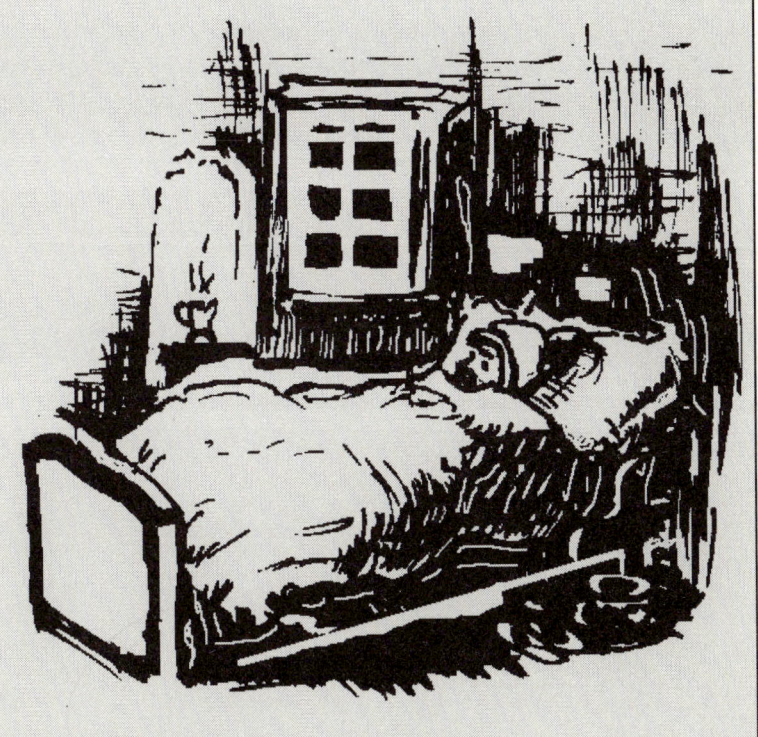

Indikationsverzeichnis

Krankheiten kündigen sich häufig durch allgemeine Symptome an, die sehr unspezifisch sind und von vielen Menschen auch nicht als Krankheitssymptome wahrgenommen werden. Doch alle Befindensstörungen sind wichtig, um eine Krankheit einschätzen zu können oder gar zu behandeln.

Die Aromatherapie verwendet nicht die ausgefeilten Symptombilder, wie sie etwa von der Homöopathie erfragt werden. Doch auch hier ist die individuelle Unterscheidung jeder Krankheit sehr wichtig. Wie in allen Naturheilverfahren sollen mit der Aromatherapie kranke Menschen und nicht Krankheiten an sich behandelt werden.

Die häufigsten Krankheitssymptome wie etwa Appetitlosigkeit, Atemstörungen, Augenbrennen, Blutungen, Darmträgheit, Durchfall, Erbrechen, Fieber, Gliederschmerzen, Hautfeuchtigkeit, Heiserkeit, Husten, Kopfschmerzen und Stimmungsänderungen können wichtige Hinweise zur individuellen Auswahl eines Ätherischen Öles geben.

Keines dieser Symptome sollte für sich allein behandelt, sondern im Gesamtbild mit berücksichtigt werden.

Verschiedene Symptome sind Anzeichen für ernsthafte medizinische Notfälle. Sie sollten nur von einem Therapeuten beurteilt werden. Es können lebensbedrohliche Zustände ausgelöst werden, falls medizinische Notfälle nicht akurat versorgt werden, was oft nur im Krankenhaus möglich ist.

Krankheitsbilder

Wichtiger Hinweis: Die aufgeführten Krankheiten mit ihren Erscheinungsbildern und Behandlungsvorschlägen dienen zur Information und können eine therapeutische Diagnose nicht ersetzen.

Die therapeutischen Ratschläge sollten von einem Laien nie ohne Absprache mit seinem Arzt oder Heilpraktiker durchgeführt werden, solange sich der Laie nicht über die Therapie sicher ist.

Adernverkalkung: Arteriosklerose

Eine Einengung oder ein Verschluß von Arterien durch eine Fett- und Kalkablagerung. Die Adern verlieren ihre Elastizität und werden immer starrer. Im Laufe der Zeit verengt sich die Blutbahn vollständig und verhindert das Durchfließen des Blutes. Sie ist überwiegend im höheren Lebensalter zu finden und eine typische Zivilisationserkrankung.

Typische Beschwerden: Herabsetzung der Leistungsfähigkeit, Gedächtnis- und Konzentrationsschwäche, Kribbeln und Pelzigwerden, eine Empfindungsstörung mit einem Schwäche- und Kältegefühl, sowie krampfartige Schmerzen bei Anstrengungen. Der Beginn ist langsam, schleichend – später kommen die Belastungsschmerzen hinzu – und geht bei fortschreitendem Zerfall in einen Gewebetod der Gliedmaßen über, der zur Amputation führen kann.

Therapieansatz: Verbesserung der Durchblutung, Senkung des Bluthochdruckes, Schmerzausschaltung, Förderung der arteriellen Umgehungskreisläufe.

Öle: Arnika, Kampfer, Melisse, Rosmarin, Terpentin, Zitrone.

Anwendungen: Essig-Einreibungen, ansteigende Teilbäder, Tinktur, Wechselfußbäder.

Akne

Eine Sammelbezeichnung eitriger Entzündungen der Hauttalgdrüsenausgänge und Haarbälgchen. Sie tritt meist bei Jugendlichen von der Pubertät an bis zum 25. Lebensjahr, zum Teil unter Hormonbeeinflussung, auf. Überwiegend sind männliche Jugendliche betroffen. Der

Schweregrad der Akne variiert sehr stark. Das Erscheinungsbild sind gelbe eitergefüllte Pickel, Pusteln und weiche bläulich-rote Unterhautschwellungen im Gesicht, Hals, Rücken und auf der Brust. In schlimmeren Fällen oder durch Kratzen der juckenden Bläschen entstehen zusätzliche Hautdefekte, die Narben hinterlassen können. Durch Ausdrücken der Mitesser werden die Narben häufig größer. In den meisten Fällen verschwindet die Akne nach der Pubertät. Besteht die Akne jedoch über das Pubertätsalter hinaus, ist sie außerordentlich hartnäckig und therapiebeständig.

Therapieansatz: Ausscheidung der Giftstoffe durch Darm, Haut und Niere. Entzündungshemmend und zusammenziehend auf die Haut. Juckreizmildernd. Stärkung der allgemeinen Abwehr mit bakteriostatischer Hautabreibung. Oft anfänglich auch schweißtreibend. Zellerneuerung auf der Oberhaut. Bremsung des Talgflusses und Reinigung der fetten Haut.

Öle: Basilikum, Bergamotte, Cajeput, Eukalyptus, Geranie, Kamille, Kampfer, Lavendel, Neroli, Niaouli, Rose, Römische Kamille, Rosmarin, Sandelholz, Wacholderbeeren, Zedernholz, Zitrone, Zitronengras, Zypresse.

Anwendungen: Essig-Abwaschungen, Fußreflexzonen-Massage (*Hypophyse, Schilddrüse, Lunge, Verdauungstrakt, Nieren, Nebennieren*), heiße Kompresse, Pinselung, ansteigendes Teilbad, Wechselfußbad, Gesichtsdampfbad.

Amenorrhoe: Fehlende Regelblutung

Das Nichteintreten oder völlige Aussetzen der Regelblutung bei geschlechtsreifen Frauen, obwohl diese vorher regelmäßig eintrat. Es ist keine Krankheit an sich, sondern ein Symptom verschiedener Ursachen. Sie kann bei einer Unterentwicklung der Eierstöcke oder einer Unterfunktion der Hirnanhangdrüse vorkommen, aber auch durch seelische Ereignisse wie Angst, Freude, Schreck oder Spannungen. Emotionale Beeinflussungen wie anstrengende geistige Arbeit oder der Beginn einer neuen Arbeit können ebenso dafür verantwortlich sein.

Therapieansatz: Anregung des hormonellen und vegetativen Zusammenspiels. Psychische Stabilisierung. Durchblutungsförderung und Kreislaufstabilisierung.

Öle: Basilikum, Fenchel, Fichte, Geranie, Jasmin, Koriander, Melisse, Muskatellersalbei, Origano, Römische Kamille, Pfefferminze, Rose, Rosmarin, Schafgarbe, Thymian, Ysop.

Anwendungen: Bauchmassage, Fußreflexzonen-Massage(*Hypophyse, Schilddrüse, Sonnengeflecht, Nebennieren, Becken, Gebärmutter*). Inhalation, Nasale-Reflex-Massage, Öl-Akupressur, Rücken-Reflex-Massage (*Lenden, Kreuzbein*). Schröpfmassage, Sitzbad, Slip-Einlage. Warme Vaginalspülung, Öl-Visualisierung, Wechselfußbad.

Armschmerz, neuralgischer

Ein nach einer Entzündung der Armnerven plötzlich auftretender Schmerz im Unter- oder Oberarm. Er kann bis zum Schulterblatt auftreten. Meist ist es ein stechender oder bohrender Schmerz, begleitet von Empfindungsstörungen wie etwa Kribbeln, Brennen oder einem pelzigen Gefühl, aber auch mit Lähmungserscheinungen. Der Schmerz kann von wenigen Minuten bis zu mehreren Wochen anhalten und nach unregelmäßigen Abständen wieder auftreten.

Therapieansatz: Entzündungshemmend, krampflösend und schmerzlindernd.

Öle: Eukalyptus, Cajeput, Koriander, Kümmel, Lavendel, Majoran, Muskat, Nelke, Salbei, Thymian, Wacholderbeeren.

Anwendungen: Armbad, Essigabreibungen, Fußreflexzonen-Massage (*Arm, Nieren, Nebennieren*), Öl-Akupressur.

Arthritis

Eine entzündliche Störung des Eiweißstoffwechsels. Sie tritt meist bei Männern über 40 und in manchen Familien gehäuft auf. Anfallweiser und schmerzhafter Verlauf einer Gichterkrankung der Extremitätengelenke, der durch das Auskristallisieren von Harnsäuresalzen im Knorpel- und Bindegewebe der kleinen Gelenke ausgelöst wird. Die Anfälle treten plötzlich und meist nachts mit heftigem Schmerz auf. Am häufigsten ist das Großzehengrundgelenk befallen. Das Gelenk ist gerötet und geschwollen. Fieber kann auftreten. Die akuten Schmerzanfälle dauern nur wenige Tage, wiederholen sich jedoch in unregelmäßigen Abständen. Die chronische Form führt zu Verwachsungen der betroffenen Gelenke.

Therapieansatz: Abschwellend. Entzündungshemmend und schmerzlindernd. Vermeidung von Sekundärschäden am Gelenk. Durchblutungsverbessernd. Falls notwendig, fiebersenkend. Wasserausscheidend. Der Harnsäurespiegel des Blutes muß gesenkt, die Harnsäureproduktion vermindert und die eingelagerte Harnsäure ausgeschieden werden.

Öle: Angelika, Basilikum, Benzoe, Cajeput, Fenchel, Fichtennadel, Kampfer, Rosmarin, Schafgarbe, Thymian, Wacholderbeeren, Zimtrinde.

Anwendungen: Auslaugebad, Essig-Einreibungen, Fußreflexzonen-Massage (*Hypophyse, Lymphbereich der entsprechenden Gelenke, Dünndarm, Dickdarm, Niere, Nebennieren, Sonnengeflecht*), Teilbäder, Öl-Visualisierung.

Arthrose: Degenerative Gelenkveränderung

Eine Abnutzungserscheinung des Gelenkknorpels und des Bindegewebes. Sie geht mit nachfolgenden Veränderungen des Knochengewebes einher. Das betroffene Gelenk ist erheblich eingeschränkt, die Gelenkkapsel narbig verdickt. Es kann ein Gelenkerguß mit Schwellung bestehen. Arthrose tritt an belasteten und bewegten Gelenken auf, vor allem wenn sie einseitig belastet werden. Druck- und Bewegungsschmerz treten als „Anfangs- und Einlaufschmerz" vor allem zu Beginn einer Belastung auf. Bei einer Bewegung knackt und knirscht es im Gelenk. Das Allgemeinbefinden, die Stimmung und das Lebensgefühl bleiben davon unberührt. Die Arthrose tritt meist im späteren Lebensalter auf, obwohl erste Schädigungen der Gelenke bereits viele Jahre früher zu beobachten sind. Die Arthrose kann an mehreren Gelenken gleichzeitig auftreten.

Therapieansatz: Durchblutungsförderung, um den Knorpelstoffwechsel zu beeinflussen. Abschwellung, Schmerzlinderung und Entzündungshemmung am Gelenk, dadurch Verbesserung der Bewegungseinschränkung.

Öle: Cajeput, Eukalyptus, Fichtennadel, Kalmus, Kümmel, Muskatnuß, Niaouli, Pfefferminze, Rosmarin, Terpentin, Wacholderbeeren.

Anwendungen: Einreibungen, Essig-Abwaschungen, Fußreflexzonen-Massage (*Hypophyse, Wirbelsäule, Sonnengeflecht, Nieren, Nebennieren, Gelenke*), Kompresse, Teilbäder, Öl-Visualisierungstechniken.

Asthma

Eine psychisch oder/und allergisch ausgelöste anfallsweise Wiederkehr von Zuständen schwerer Atemnotanfälle, verbunden mit einer ziehenden, hörbar keuchenden Einatmung, einer Verkrampfung der Bronchialmuskulatur und einer Schleimhautschwellung. Die Ausatmung ist stärker als die Einatmung behindert, der Asthmatiker ist unfähig, ruhig durchzuatmen.

Begleiterscheinung zu Beginn der Anfälle sind einige Hustenstöße, denen ein zäher, glasiger Auswurf, dann blaue Lippen, pfeifende Atmung und Schweißausbruch folgen.

Dem Asthma geht meist ein Milchschorf oder ein nässendes Ekzem in der Kindheit voraus. Nach längeren anfallfreien Zeiten kann ein Ekzem wieder auftreten, nun aber meist in trockener, schuppender Form. Das Verschwinden des Ekzems löst erneut einen Asthma-Anfall aus.

Therapieansatz: Krampflösend auf die Bronchialmuskulatur. Erleichterung des Abhustens von Sekret. Psychische Stabilisierung, Beruhigung und Nervenstärkung.

Öle: Anis, Basilikum, Benzoe, Bergamotte, Berg-Bohnenkraut, Cajeput, Eukalyptus, Fenchel, Fichtennadel, Lavendel, Melisse, Muskatellersalbei, Myrtenheide, Nelke, Niaouli, Patchouli, Pfefferminze, Poleiminze, Rosmarin, Salbei, Spike-Lavendel, Thymian, Ysop, Zimtrinde, Zitrone, Zypresse.

Anwendungen: Öl-Akupressur, Brusteinreibung, Fußreflexzonen-Massage (*Großhirn, Schilddrüse, Nacken, Bronchien, Thymus, Sonnengeflecht, Nebennieren, Verdauungsorgane, Milz*). Fußbäder, Inhalation, Reflexzonen-Massage, Schröpfmassage, Verneblung, Wechselfußbad.

Ausfluß

Die häufigste Störung im Genitalbereich der Frau. Sie wird durch die verschiedensten Erregerarten verursacht, wie etwa Bakterien, Einzeller, Pilze oder Würmer. Es ist ein meist milchig-weißer, schleimiger bis dünnflüssiger Ausfluß aus der Scheide bei verschiedenen Erkrankungen. Er kann mit Jucken oder Blutbeimengungen, oft auch mit einem allgemeinen Unwohlsein, aber auch mit Schmerzen verbunden sein.

Therapieansatz: Juckreiz- und schmerzmildernd mit Entzündungs-hemmung. Stärkung der allgemeinen und spezifischen Abwehr. Aufbau des Säureschutzmantels und der normalen Vaginalflora.
Öle: Bergamotte, Eukalyptus, Geranie, Lavendel, Majoran, Rosmarin, Thymian, Wacholderbeeren, Ysop, Zimt.
Anwendungen: Bauchmassage, Fußreflexzonen-Massage (*Großhirn, Nebennieren, Gebärmutter*). Nasale-Reflex-Massage, Öl-Akupressur, Slip-Einlage, Schröpfmassage, Vaginalspülung, Wechselfußbad.

Bandwurmbefall

Eine Erkrankung, ausgelöst durch den Befall mit einem oder mehreren Bandwürmern, die schmarotzend im Darm des Kranken festsitzen. Die Beschwerden sind meist unauffällig und uncharakteristisch: Kopf-schmerz, Druckgefühl im Oberbauch, Appetitlosigkeit oder unbändiger Heißhunger, Verdauungsstörungen, Gewichtsabnahme. Unregelmäßiger Stuhlgang und Durchfall können mit Verstopfung abwechseln. Ringe unter den Augen.
Therapieansatz: Die Wurmmuskulatur lähmend oder wurmabtötend und wurmabtreibend.
Öle: Estragon, Karotte, Kümmel, Nelke, Zimt
Anwendungen: Reflex-Massage, Tinktur

Bauchspeicheldrüsenentzündung

Eine sich über Jahre hinziehende Entzündung der Bauchspeicheldrüse. Ihre Hauptursache liegt in einer Schädigung der Bauchspeicheldrüse durch Alkohol, seltener eine Verlegung des Ausführungsganges durch einen Gallenstein. Symptome sind: Druckgefühl im Oberbauch mit Blähungen. Bohrende, immer wiederkehrende Schmerzen im linken Oberbauch, die in den Rücken ausstrahlen und über Stunden oder Tage mit wechselnder Heftigkeit anhalten können. Appetitlosigkeit. Durchfäl-le und unverdaute Nahrungsbestandteile im Stuhl sowie Gewichtsabnah-me. Die Haut kann sich graugelblich verfärben.
Die akute Form kann bedrohlich sein und nicht mit Hilfe der Aromatherapie behandelt werden. Sie beginnt mit plötzlichen heftigen

Schmerzen im Mittelbauch, schnellem Puls und Angstschweiß, oft mit einem Kreislaufkollaps.

Therapieansatz: Entzündungshemmend, krampflösend und schmerzlindernd.

Öle: Bergamotte

Anwendungen: Feuchtwarme Bauchauflagen, Fußreflexzonen-Massage (Hypophyse, Sonnengeflecht, Bauchspeicheldrüse, Nebennieren).

Bindehautentzündung

Eine Entzündung der Augenbindehaut, die auch als Begleiterscheinung einer Allergie auftritt. Sie beginnt mit einem Gefühl, als ob ein Fremdkörper im Auge sei, mit Jucken und einer Rötung an der Innenseite der Augenlider.

Die Augen sind „blutunterlaufen" mit vermehrtem Tränenfluß. Die Augenlidränder schwellen an, brennen und schmerzen. Meist stellt sich dazu eine Lichtempfindlichkeit ein, aber das Sehvermögen wird nicht beeinträchtigt. Die anfangs wässrige Absonderung wird schleimig-eitrig und verklebt während des Schlafes die Augenlider. Es herrscht das Gefühl vor, als sei Sand in den Augen.

Therapieansatz: Abschwellend, allergiemildernd, entzündungshemmend und Bakterien oder Viren abtötend. Auch Reiz- und Juckreizmilderung auf die Schleimhäute. Falls notwendig eine Schmerzlinderung.

Öle: Geranie, Lavendel, Majoran, Poleiminze, Römische Kamille, Rose, Rosmarin, Zitrone.

Anwendungen: Augenbad, Augenkompresse, Fußreflexzonen-Massage (*Thymus, Nieren, Nebennieren*), Öl-Akupressur, Nasale-Reflex-Massage, Aroma-Visualisation.

Bläschenausschlag

Eine harmlose Viruserkrankung mit schmerzhaften Bläschen auf den Lippen und um den Mund. Die Bläschen sind mit serösem Inhalt gefüllt und werden durch Sonneneinfluß verschlimmert. Die umgebende Haut schwillt an und jede Berührung ist schmerzhaft. Die Bläschen treten in

Gruppen auf, verkrusten nach wenigen Tagen und heilen ohne Narbenbildung ab.

Der Herpes verläuft gutartig, tritt jedoch in regelmäßigen Abständen erneut wieder auf. Bei großflächigem Befall kommt es zu Abgeschlagenheit, Fieber mit Lymphknotenschwellung.

Therapieansatz: Allgemeine Abhärtung, Stärkung der spezifischen Abwehr. Entzündungshemmend, psychostabilisierend und schmerzlindernd.

Öle: Bergamotte, Eukalyptus, Fenchel, Geranie, Lavendel, Mandarine, Orange, Tea-Baum, Zitrone

Anwendungen: Pinselung, Kompresse

Blasenentzündung

Eine bakterielle entzündliche Erkrankung der Harnblasenschleimhaut, begleitet von häufigem, meist nächtlichem Harndrang. Brennen und Schmerzen beim Wasserlassen, die gegen Ende der Harnentleerung zunehmen. Fortbestehen des Harndranges nach Blasenentleerung. Der Harn ist meist trübe. Schwere Formen treten mit Fieber, Schüttelfrost, Eiter und Blut im Harn auf. Oft kommen Allgemeinerscheinungen wie Kopfschmerz, Müdigkeit und Übelkeit dazu. Durch die viel kürzere Harnröhre ist eine Blasenentzündung bei Frauen häufiger als bei Männern. Sie sollte nie als harmlos betrachtet werden, da sie zu einer Nierenbeckenentzündung führen kann.

Therapieansatz: Durchblutungsfördernd, fiebersenkend, harntreibend. Keimtötend auf Bakterien. Schleimhautschützend und schmerzlindernd.

Öle: Anis, Bergamotte, Eukalyptus, Cajeput, Fenchel, Fichtennadel, Lavendel, Römische Kamille, Thymian, Wacholderbeeren, Zedernholz.

Anwendungen: Öl-Akupressur, heiße Kompressen, Fußreflexzonen-Massage (*Nieren, Blase*), Segment-Reflex-Massage, Unterleibseinreibungen, Sitzbäder, Wechselfußbad.

Blasenentzündung, chronische

Eine lngzeitige, in Schüben verlaufende Entzündung der Harnblase. Oft besteht ein unangenehmer Harndrang mit brennenden Schmerzen beim Wasserlassen, die gegen Ende der Harnentleerung zunehmen. Es kann auch jegliches unangenehme Gefühl fehlen.

Therapieansatz: Beruhigend. Entzündungshemmend. Keimtötend auf Bakterien.

Öle: Basilikum, Bergamotte, Cajeput, Fenchel, Lavendel, Muskatellersalbei, Römische Kamille, Salbei, Schafgarbe, Terpentin, Thymian, Wacholderbeeren, Zimtrinde.

Anwendungen: Öl-Akupressur, Fußreflexzonen-Massage (*Nieren, Blase, Nebenniere*), Schröpfmassage, Segment-Reflex-Massage.

Bluthochdruck

Eine auf unbekannte Ursachen zurückgehende Blutdruckerhöhung mit bleibend hohen Werten. Nach anfänglicher Beschwerdefreiheit sind oft folgende Symptome anzutreffen: Herzklopfen, Kopfschmerz, Nervosität und Schwindelgefühl. Oft treten Gedächtnisstörungen, Ohrensausen und Sehstörungen auf. Viele Patienten klagen über vermehrtes nächtliches Wasserlassen und Nasenbluten ohne Ursache.

Therapieansatz: Blutdrucksenkung auf Werte von 140/90 oder darunter.

Öle: Fichtennadel, Melisse, Rosmarin, Ylang-Ylang

Anwendungen: Öl-Akupressur, Fußreflexzonen-Massage (*Kopf, Herz, Nieren, Nebennieren*), Reflex-Massage (*Karotis-Sinu*s), Tinktur, Wadenwickel, Wechselfußbad.

Bronchitis, akute

Eine Entzündung der Bronchialschleimhäute, als Folgeerscheinung eines durch Bakterien, Pilze oder Viren bedingten Infekts der oberen Luftwege. Begleiterscheinungen: Ein zuerst dünnflüssiger, dann zäher weißglasiger, später schleimig-eitriger gelblicher Auswurf mit zuerst heftigem, meist trockenem, schmerzhaftem Reizhusten, brennendem Brustschmerz und meist mit unerklärlicher Müdigkeit.

Der Beginn ist entweder von einem mäßigen Fieberanstieg, auch oft von Schüttelfrost begleitet, wobei der Verlauf mit leichtem bis schwerem

Fieber bis 40°C sein kann. Das Krankheitsbild ist meist ernst und kann in eine Lungenentzündung übergehen.

Therapieansatz: Entzündungshemmend und desinfizierend. Verflüssigung des Sputums und Ablösung von der Bronchialschleimhaut sowie Beseitigung von Bronchialwandödemen. Stärkung der allgemeinen Abwehr. Hustenreizlindernd, mit krampflösender Wirkung auf die Bronchialmuskulatur. Fiebersenkend und schmerzlindernd.

Öle: Anis, Basilikum, Benzoe, Bergamotte, Bohnenkraut, Cajeput, Eisenkraut, Eukalyptus, Fenchel, Kampfer, Latschenkiefer, Lavendel, Majoran, Niaouli, Origano, Pfefferminze, Poleiminze, Rosmarin, Sandelholz, Terpentin, Thymian, Ysop, Zedernholz.

Anwendungen: Öl-Akupressur, Brusteinreibung, Brustwickel, Fußreflexzonen-Massage (*Hypophyse, obere Lymphwege, Thymus, Bronchien, Sonnengeflecht, Dünndarm, Milz*), Inhalation, Kopfdampf, Nasale-Reflex-Massage, Rücken-Reflex-Massage, Öl-Vibrations-Massage, Wechselfußbad.

Bronchitis, chronische

Eine Bronchitis ist chronisch, wenn sie sich über mindestens sechs Monate hinweg mit Husten und Auswurf bemerkbar macht. Sie verläuft anfangs symptomarm mit einem Husten, an den der Patient sich gewöhnt, einer leicht erhöhten Temperatur und einem wenig beeinträchtigten Allgemeinbefinden. Der insbesonders morgens auftretende Auswurf ist im Spätzustand schleimig-glasig und zäh, selten grüngelb. Oft kommt es morgens zu starken Hustenanfällen. Mit zunehmendem Verlauf kommt es zu Atemnot, zunächst nur bei Belastung, später auch in der Ruhe.

Therapieansatz: Desinfizierend und entzündungshemmend. Verflüssigung des Schleimes und Ablösung von der erweiterten Bronchialschleimhaut sowie Erleichterung des Abhustens. Stärkung der allgemeinen Abwehr. Krampflösend auf die Bronchialmuskulatur.

Öle: Anis, Basilikum, Bergamotte, Bohnenkraut, Cajeput, Eukalyptus, Fichtennadel, Lavendel, Melisse, Niaouli, Pfefferminze, Rosmarin, Sandelholz, Terpentin, Thymian, Ysop, Zitrone.

Anwendungen: Öl-Akupressur, Brusteinreibung, Inhalation, Fußreflexzonen-Massage (*Hypophyse, obere Lymphwege, Thymus, Bronchien, Sonnengeflecht, Milz, Nieren, Nebennieren*), Nasale-Reflex-Massage, Rücken-Reflex-Massage, Saugmassage, ansteigende Unterarm- und Unterschenkelbäder, Wechselarm- oder Wechselfußbad.

Brustdrüsenentzündung

Eine meist bei Wöchnerinnen in der Stillzeit auftretende Entzündung der Brustdrüsen. Sie kann bakteriell oder durch eine Verletzung der Brust, durch Quetschung oder Stoß bedingt sein oder durch einen Milchstau auftreten. An den Brustwarzen können sich kleine Risse bilden.

Begleiterscheinungen sind Fieber (*selten mit Schüttelfrost*) und eine schmerzende, oft heiße und gerötete Brust. Sind Lymphknoten angeschwollen, läßt sich meist eine harte Stelle ertasten. Dringt die Entzündung in den Brustmilchgang vor, kann sich ein eitriger Abszeß bilden.

Therapieansatz: Entstauend und entzündungshemmend
Öle: Bergamotte, Fenchel, Römische Kamille, Zimt
Anwendungen: Fußreflexzonen-Massage (*Brust, Milz, Nebennieren*), Nasale-Reflex-Massage.

Crohnsche Krankheit

Eine chronisch-entzündliche, narbenbildende Darmerkrankung. Sie kann regional begrenzt im gesamten Verdauungstrakt auftreten. Begleiterscheinungen sind: kolikartige Bauchkrämpfe mit chronischen Durchfällen, Appetitlosigkeit, Leistungsabfall und Gewichtsverlust. Fieberschübe können auftreten. Im Laufe der Erkrankung kommt es zu Blutarmut und Eiweißmangel.

Therapieansatz: Entzündungshemmend, fiebersenkend, krampflösend und schmerzlindernd, schleimhautschützend.
Öle: Bergamotte, Römische Kamille
Anwendungen: Baucheinreibungen, Fußreflexzonen-Massage (*Hypophyse, Darm, Sonnengeflecht, Nieren, Nebennieren*), Saugmassage, Tinktur.

Dickdarmentzündung: Colitis mucosa

Eine chronische Dickdarmentzündung, die selten den gesamten Dickdarm, meist jedoch das Darmende befällt. Sie verläuft schubartig, wobei anfallfreie Zeiten mit kolikartigen Schmerzanfällen abwechseln. Der Beginn der Erkrankung verläuft mit schleimigen Darmentleerungen.

Die Folge der massiven Darmentleerungen sind Appetitlosigkeit, Gewichtsabnahme, Schwäche, oft auch Wadenkrämpfe. Meist ist eine psychische Komponente vorhanden, die verschlimmernd auf die Erkrankung wirkt.

Therapieansatz: Zusammenziehend auf die Darmschleimhaut, entzündungshemmend, krampflösend und schmerzstillend.

Öle: Cajeput, Niaouli, Orangenschalen, Kamille

Anwendungen: Aroma-Visualisierung, Baucheinreibungen, Fußreflexzonen-Massage (*Dickdarm, Sonnengeflecht, Nebennieren*), Kolonmassage, Nasale-Reflex-Massage, Segment-Reflex-Massage, Tinktur.

Dickdarmentzündung, geschwürige: Colitis ulcerosa

Eine schwere subakute, meist aber chronische Schleimhautentzündung des Dick- und Mastdarms, wobei die Darmwand aus unbekannter Ursache durch Geschwüre zerstört ist. Die Erkrankung beginnt meist im frühen Lebensalter. Begleiterscheinungen sind häufige breiige, schleimig-blutig-eitrige Durchfälle, die sich langsam steigern und schließlich in reine Blutstühle übergehen können. Sie können bis zu 20mal pro Tag, auch nachts auftreten. Meist unter Mitwirkung psychischer Faktoren. Oft treten Fieberanfälle und Gewichtsverlust auf. Schwere Verläufe sind durch Erbrechen, eventuell Fieber, unklare bis kolikartige Schmerzen, Übelkeit und Gewichtsverlust gekennzeichnet. Der Krankheitsverlauf ist schleichend, unterbrochen von akuten Schüben, und führt zur Blutarmut. Der Zustand kann sich von alleine bessern, Rückfälle sind möglich.

Therapieansatz: Krampflösend und schmerzlindernd. Entzündungshemmend. Psychostabilisierend.

Öle: Bergamotte, Nelken, Römische Kamille, Zimt

Anwendungen: Bauchmassage, Fußreflexzonen-Massage (*Kopfbereich, Dickdarm, Sonnengeflecht, Nebennieren*), Rücken-Reflexmassage, Sitzbad, Visualisierungstechniken.

Dünndarmkatarrh

Eine bakterielle Infektion der Dünndarmschleimhaut. Sie kann jedoch auch durch eine Vergiftung, durch Abführmittelmißbrauch oder einen Wurmbefall ausgelöst sein. Sie ist verbunden mit meist übelriechenden Durchfällen, plötzlichen krampfartigen Bauchschmerzen, Blähungen, Erbrechen und leichtem Fieber. Oft kommen auch Appetitmangel oder Völlegefühl hinzu.

Therapieansatz: Entzündungshemmend und schmerzlösend. Durchfallhemmend und schleimhautschützend.

Öle: Bergamotte, Fenchel, Ingwer, Kamille, Kümmel, Orange, Zitronengras.

Anwendungen: Wechselkompresse, Bauchmassage, Dampfkompresse, Essigabwaschungen, Fußbäder, Fußreflexzonen-Massage (*Hypophyse, Dünndarm, Leber, Nebennieren*), Rücken-Reflex-Massage, Tinktur.

Eileiterentzündung

Eine meist bei jüngeren Frauen einseitig, selten beidseitig aufsteigende bakterielle Entzündung der Eileiter von der Scheide her. Typische Beschwerden sind plötzlich einsetzende Krampfschmerzen im Unterbauch, die häufig zum Kreuz ausstrahlen, eine unregelmäßige Regelblutung und eitriger Ausfluß.

Häufig begleitet von hohem, plötzlich ansteigendem Fieber, manchmal auch mit Schüttelfrost, Erbrechen und Übelkeit. Die Eileiter schwellen unter starker Sekret- und Eiterabsonderung an. Die chronische Form verläuft in gemilderter Form meist ohne Fieber.

Therapieansatz: Stärkung der unspezifischen Abwehr und keimtötend. Durchblutungsfördernd. Entspannend und psychostimulierend. Entzündungshemmend und fiebersenkend. Krampflösend und schmerzstillend. Resorbierend.

Öle: Salbei, Terpentin, Zypresse

Anwendungen: Aroma-Visualisierung und Aroma-Hypnose, Essenz, Fußreflexzonen-Massage (*Becken, Eierstöcke, Eileiter, Gebärmutter, Milz, Nebennieren*), Kompressenauflage, Nasale-Reflex-Massage, Rücken-Reflex-Massage, Schröpfmassage, Sitzbad, Slipeinlagen, Vaginalspülung.

Fettleibigkeit

Ein als Folge von gestörtem Eßverhalten und Überernährung ausgelöstes Übergewicht, verbunden mit einer Fettspeicherung in den Fettzellen. Die Anzahl der Fettzellen nimmt dabei nicht zu, nur deren Umfang. Oft kann dadurch eine Hormonstörung der Hypophyse und der Schilddrüse ausgelöst werden. Die Fettleibigkeit kann Ursache verschiedener Störungen sein: etwa Herz- und Kreislaufbeschwerden, Atembeschwerden, Bluthochdruck, Gelenkschmerzen und Zuckerkrankheit. Da das Essen oft als „Ersatzbefriedigung" genossen wird, muß immer eine psychische Komponente mitangenommen werden.

Therapieansatz: Beschleunigung der Darmperistaltik. Steigerung des Stoffwechsels durch Anregung der Schilddrüse. Wasserausschwemmung.

Öle: Bergamotte, Kümmel, Zimt.

Anwendungen: Öl-Akupressur, Colon-Massage, Fußreflexzonen-Massage (*Hypophyse, Thalamus, Schilddrüse, Dünn- und Dickdarm, Lymphe, Nieren*), Nasale-Reflex-Massage, Schröpfmassage, Visualisierung.

Gallenblasen- und -gangsentzündung

Eine als Entzündung der Gallenblase bzw. der -gänge verlaufende Erkrankung. Sie kann akut oder chronisch verlaufen. Begleitet von eventuellem Fieber, leichter Gelbsucht, örtlichen Schmerzen unterhalb des rechten Rippenbogens mit einer Ausstrahlung zwischen die Schulterblätter und Erbrechen. Die akute Entzündung verläuft mit Schüttelfrost und einem sehr schlechten Allgemeinbefinden. Die chronische Entzündung geht mit einem Druck- und Spannungsgefühl im rechten Oberbauch, Appetitmangel, morgendlicher Übelkeit und einer Unverträglichkeit von fetten Speisen einher.

Therapieansatz: Entzündungshemmend, krampflösend und schmerzlindernd.

Öle: Bergamotte, Eisenkraut, Macis, Rosmarin, Pfefferminze, Schafgarbe.

Anwendungen: Rücken-Reflex-Massage, Schröpfmassage, Tinktur.

Gallensteinleiden

Ein Leiden durch das Vorhandensein eines oder mehrerer Gallensteine in den Gallenwegen. Die Größe der Gallensteine reicht von der Größe eines Korns bis zur Größe eines Hühnereies.

Symptome: Druckgefühl im rechten Oberbauch, Völlegefühl und Übelkeit, Unverträglichkeit von fetten, schweren Mahlzeiten.

Die Steine können eine Gallenkolik auslösen mit unerträglichen, meist in der Nacht einsetzenden Schmerzen im rechten Oberbauch, mit einer Schmerzausstrahlung bis unter den rechten Rippenbogen oder das rechte Schulterblatt, begleitet von Erbrechen und Übelkeit.

Therapieansatz: Schmerzlindernd und entkrampfend. Gallenstein-auflösend oder -austreibend.

Öle: Bergamotte, Eisenkraut, Eukalyptus, Fenchel, Fichte, Geranie, Lavendel, Muskatnuß, Muskatellersalbei, Rosmarin, Ylang-Ylang, Ysop, Zitrone.

Anwendung: Öl-Akupressur, Kompresse, Bauchmassage, Fußreflex-zonen-Massage (*Oberbauch, Dünndarm, Sonnengeflecht, Leber, Gallenblase*), Rücken-Reflex-Massage, Schröpfmassage, Tinktur.

Gefühlskälte

Eine bei Frauen nicht seltene Erscheinung verringerter Ansprechbarkeit gegenüber sexuellen Reizen, die mit einer Orgasmusunfähigkeit während des Geschlechtsverkehrs verbunden ist. In den meisten Fällen ist sie psychisch verursacht und nicht auf einen Mangel sexuellen Interesses zurückzuführen. In stark ausgeprägten Fällen besteht ein Widerwille gegen jede Art körperlicher Berührung. Geringe sexuelle Erfahrung und moralische Hemmungen durch falsche, sexualfeindliche Erziehung können Ursache sein.

Therapieansatz: Beruhigend, phantasieerzeugend und sexuell anregend.

Öle: Angelikawurzel, Bohnenkraut, Geranie, Jasmin, Kalmus, Melisse, Myrrhe, Patchouli, Sandelholz, Weihrauch, Zimtrinde.

Anwendungen: Aroma-Hypnose, Aroma-Ganzkörper-Massage, Aroma-Hyperventilation, Raumverneblung, Tinktur, Aroma-Visualisierung.

Gelenkentzündung

Eine Sammelbezeichnung verschiedener entzündlicher akuter Gelenkleiden, die vor allem die kleinen Handgelenke betrifft, aber auch andere Gelenke des Körpers betreffen kann. Der Krankheitsbeginn ist schleichend. Die Entzündung ist verbunden mit Gelenkschmerzen, Gelenkschwellung und einer Bewegungseinschränkung der betroffenen Gelenke. Der Erguß im Gelenk kann serös, eitrig oder blutig sein. Die Rötung und die Hitze im Gelenk können bei der chronischen Form fehlen und der Schmerz erst durch Tasten ermittelbar sein.

Therapieansatz: Entzündungshemmend und schmerzstillend. Steigerung der allgemeinen humoralen Abwehr. Stoffwechselausschwemmend und fiebersenkend. Verbesserung der Durchblutung und der Bewegungsfähigkeit. Verhinderung der Muskelatrophie.

Öle: Benzoe, Cajeput, Eisenkraut, Eukalyptus, Kampfer, Kümmel, Lavendel, Majoran, Niaouli, Rosmarin, Salbei, Schafgarbe, Thymian, Wacholderbeeren, Zitrone.

Anwendungen: Öl-Akupressur, Armbad, Essig-Einreibungen, Fußreflexzonen-Massage (*Hypophyse, Nieren, Nebennieren*), Schröpfmassage, Teilbäder, Tinktur, Auslaugebad.

Gelenkrheumatismus, chronischer

Eine Erkrankung, die das Bindegewebe und die Knorpel, vor allem die der kleinen Gelenke, betrifft. Die Erkrankung beginnt schleichend. Erstes Anzeichen ist eine Steifheit der Gelenke beim Erwachen, mit Schmerzen, die bei zunehmender Bewegung verschwinden. Es sind vor allem die Gelenke der Hände und Füße betroffen. Es kommt im Verlauf der Erkrankung zu einer charakteristischen Verformung der Gelenke, dann zu einer Schwächung und Rückbildung der Muskulatur mit schweren körperlichen Behinderungen.

Therapieansatz: Entzündungshemmend und schmerzlindernd.

Öle: Angelikawurzel, Cajeput, Kampfer, Kümmel, Lavendel, Majoran, Minze, Pfefferminze, Rosmarin, Salbei, Schafgarbe, Zitrone.

Anwendungen: Auslaugebad, Einreibungen, Fußreflexzonen-Massage (*Hypophyse, Nebenniere*), Wechselkompressen.

Gürtelrose

Eine schmerzhafte, virusbedingte, kaum ansteckende Nervenentzündung. Sie tritt mit meist einseitiger bandartiger Bläschenbildung auf der Haut im Verlaufgebiet eines Nervs auf. Es sieht aus, als ob sich ein Gürtel um eine Körperhälfte zieht.

Die Erkrankung tritt plötzlich mit oder ohne Fieber auf, verbunden mit einem allgemeinen Krankheitsgefühl. Der Blaseninhalt kann blutig oder eitrig sein. Die Bläschen platzen auf und verschorfen. Der unerträgliche Schmerz bleibt oft noch nach dem Abheilen monate- oder jahrelang bestehen.

Therapieansatz: Stärkung der Abwehr, schmerzstillend.

Öle: Bergamotte, Eukalyptus, Geranie, Nelke, Pfefferminze, Thymian, Ysop.

Anwendungen: Abreibung, Essig-Abwaschung, Indifferentes Auslaugebad, Inhalation, Kompresse, Pinselung, Tinktur, Raumvernebelung, Aroma-Visualisierung.

Hämorrhoiden

Hämorrhoiden sind bis kirschgroße Erweiterungen der blutgefüllten venösen Gefäßknoten im oder am After. Es sind im allgemeinen weiche, knotige oder wulstartige Vorwölbungen, die als innere und äußere Hämorrhoiden bezeichnet werden. Beim Pressen und Husten können sich die Hämorrhoiden vergrößern oder gar erst in Erscheinung treten.

Sie können beim Stuhlgang, meist hellrot, bluten, oft verbunden mit Schmerzen, die beim Stuhlgang gesteigert werden. Auch können Juckreiz und Nässe oder ein Brennen mit Spannungsgefühl in der Aftergegend und eine Verstopfung vorhanden sein. Im späteren Zustand werden die Knoten größer und können heftig bluten.

Therapieansatz: Entspannung. Stuhlregulierung. Entzündungshemmend und schmerzlindernd. Entstauend auf den Pfortaderkreislauf. Zusammenziehend auf die Haut und Gefäßwände. Bindegewebsfestigend.

Öle: Angelikawurzel, Melisse, Myrrhe, Römische Kamille, Wacholderbeeren, Weihrauch, Zedernholz, Zypresse.

Anwendungen: Öl-Akupressur, Fußreflexzonen-Massage (*Sonnengeflecht, Leber, Kreuzbein, Hüften, kleines Becken*), Öl-Einreibungen, Salbe und Sitzbad.

Harnröhrenentzündung

Eine durch Bakterien ausgelöste entzündliche Infektion der Harnwege. Begleiterscheinungen sind: fahlgelbe Haut, Juckreiz, Druckgefühl in der Blase mit ausstrahlendem Schmerz in die Leistengegend und häufigem Harndrang mit brennendem Schmerz beim Wasserlassen. Schleimiger bis eitriger Ausfluß. Selten tritt hohes Fieber mit auf.

Therapieansatz: Harntreibend, entzündungshemmend, fiebersenkend und schmerzlindernd. Stärkung der unspezifischen Abwehr.

Öle: Basilikum, Schafgarbe, Wacholderbeeren.

Anwendungen: Öl-Akupressur, Fußreflexzonen-Massage (*Hypophyse, Nebennieren, Harnleiter, Blase*), Segment-Massage.

Herzenge

Eine dramatische Erkrankung des Herzens, die auf einer mangelnden Durchblutung der Herzkranzgefäße beruht. Sie ist gekennzeichnet durch einen anfallweise auftretenden, heftig drückenden, brennenden oder bohrenden Schmerz unterschiedlicher Stärke im Brustraum, besonders hinter dem Brustbein.

Der Schmerz kann in den linken Arm, manchmal sogar an der linken Körperseite entlang bis in den Fuß ausstrahlen, verbunden mit Atemnot, Beklemmung, Todesangst, Schwitzen, Übelkeit und einem Vernichtungsgefühl.

Ausgelöst wird dieser Anfall meist durch eine körperliche oder psychische Belastung (Ärger oder Schreck), aber auch beim Übergang von warmer in kalte Umgebung sowie beim Verzehr fettreicher Speisen. Die Schmerzen halten nur kurzfristig (bis etwa 20 Minuten) an. Wenn der Schmerz und das Vernichtungsgefühl unerträglich sind, ist ein Herzinfarkt zu befürchten.

Therapieansatz: Schmerzbekämpfung und Spannungslösung. Wasserausschwemmung. Erweiterung der Herzkranzgefäße und Wiederherstellung des Sauerstoffangebotes. Senkung des Blutdrucks.

Öle: Angelikawurzel, Kampfer, ind. Melisse, Neroli.

Anwendungen: Armbad, Aroma-Hypnose, Brusteinreibung, Fußreflexzonen-Massage (*Hypothalamus, Herz, Brustraum, Sonnengeflecht, Nebenniere*), Öl-Akupressur, Reflexzonen-Massage, Wechselfußbäder.

Heuschnupfen

Eine allergische Reaktion der Nasen- und Nasennebenhöhlenschleim-
häute. Es ist eine Reaktion auf verschiedene eingeatmete Substanzen aus
der Luft. Begleiterscheinungen sind Fließschnupfen mit häufigem
Niesen, meist starkem Juckreiz in der Nase und den Augen, Rötung und
Schwellung der Augen.

Oft treten auch asthmaartige Anfälle oder eine Nesselsucht mit hohem
Fieber auf. Die Augen sind meist lichtempfindlich, oft mit Kopfschmerz
verbunden. Abhängig von der Art der allergieauslösenden Pollen ist die
schlimmste Zeit zwischen April und Juni.

Therapieansatz: Antiallergisch, fiebersenkend und schleimhautab-
schwellend.

Öle: Lavendel, Orangenschalen, Ysop, Zypresse.

Anwendungen: Fußreflexzonen-Massage (*Hypophyse, Stirnhöhle,
Nasen-Rachenraum, Obere Lymphwege, Bronchien, Nebennieren, Dünn-
darm, Dickdarm, Nieren, Milz*), Öl-Akupressur, Nasale-Reflex-Massage,
Visualisierung.

Hexenschuß

Heftige, in unregelmäßigen Abständen spontan auftretende Schmerzen
der Lendenwirbelsäule. Sie sind zumeist durch eine Muskelverspannung,
die eine degenerative Bandscheibenveränderung oder Nerveneinklem-
mung auslöst, mit spastischen Zuckungen der Rückenmuskeln und
kurzfristiger Rückensteifheit gekennzeichnet. Der Hexenschuß beginnt
plötzlich und ist so stark, daß er zu einer vorübergehenden Versteifung
mit einer Schonhaltung führt. Das Bücken ist fast unmöglich. Unbehan-
delt verschwindet er in wenigen Tagen wieder. Der Hexenschuß hat die
Tendenz, häufig wieder aufzutreten.

Therapieansatz: Entlastend und entspannend auf die betroffene
Muskulatur. Krampflösend und schmerzlindernd.

Öle: Fichtennadel, Geranie, Lavendel, Pfefferminze, Rosmarin.

Anwendungen: Öl-Akupressur, Auslaugebad, Fußreflexzonen-Massage (*untere Wirbelsäule, Hüfte, Nieren, Becken*), Wechselkompresse.

Ischiasschmerz

Eine Reizung der Ischias-Nervenwurzel, die meist durch einen Bandscheibenvorfall verursacht wird. Plötzlich einsetzende charakteristische Schmerzen, vom Gesäß aus über die Oberschenkelhinterseite und Wade bis zur Ferse ausstrahlend. Oft ist der Schmerz mit einem Ausfall der Reflexe verbunden. Charakteristisch ist, daß sich der Schmerz während eines Hustenanfalles verstärkt.

Therapieansatz: Entspannend, krampflösend und schmerzlindernd.

Öle: Krauseminze, Pfefferminze, Raute.

Anwendungen: Öl-Akupressur, Auslaugebad, Fußreflexzonen-Massage (*untere Wirbelsäule, Sonnengeflecht, Nieren, kleines Becken, Ischiasnerv, Nieren*), Schröpf-Massage, Wechselkompresse.

Juckflechte: Ekzem

Eine akute oder chronische vielgestaltige Hautveränderung, die von sehr vielen verschiedenen Ursachen geprägt ist. Es handelt sich beim Ekzem um eine oberflächliche Entzündung der Haut. Beide Verlaufsformen sind häufig von quälendem Juckreiz begleitet und können mit Rötung, Nässe, der Bildung kleiner Papeln, Bläschen sowie einer gelegentlichen Schwellung auf der Haut einhergehen. Nach dem Platzen der Bläschen trocknen diese unter Krusten- und Schuppenbildung. Durch eine nervliche Überreizung kann es zu psychovegetativen Störungen kommen. Für das chronische Ekzem ist eine starke Schuppenbildung ohne Entzündungsanzeichen typisch. Wie bei allen Hauterkrankungen muß die seelische Komponente mitberücksichtigt werden.

Therapieansatz: Verbesserung der Hautdurchblutung. Stoffwechselausscheidung über Darm und Niere. Stärkung der humoralen Abwehr. Juckreizmildernd und psychostabilisierend.

Öle: Bergamotte, Bohnenkraut, Fenchel, Geranie, Lavendel, Muskatellersalbei, Orangenschalen, römische Kamille, Rose, Salbei, Sandelholz, Tea-Baum, Thymian, Wacholderbeeren, Ysop.

Anwendungen: Einreibungen, Fußreflexzonen-Massage (*Hypophyse, Lymphe, Lunge, Darm, Sonnengeflecht, Nieren*), heiße Kompressen, Teilbad, Wechselkompresse.

Juckreiz

Ein unangenehmes Gefühl unter oder auf der Haut, welches das Bedürfnis zum Kratzen hervorruft. Der Juckreiz wird durch einen noch nicht geklärten Zusammenhang hervorgerufen und ist meist eine Begleiterscheinung einer Entzündung, einer allergischen Hautreaktion, der Zuckerkrankheit, Erkrankung der Leber bzw. Niere oder einer parasitären Erkrankung. Er kann auch bei gesunder Haut als psychische Erscheinung auftreten und zu Depression und Schlaflosigkeit führen. Wärme und Trockenheit der Haut verstärken den Juckreiz.

Therapieansatz: Juckreiz- und schmerzlindernd zur Nervenberuhigung. Histaminaktivierend.

Öle: Eukalyptus, Lavendel, Pfefferminze, Tea-Baum.

Anwendungen: Abreibungen und Abwaschungen, Teil- oder Vollbäder, Tinktur, Öl-Visualisierungsstechniken.

Kehlkopfentzündung

Eine akute Entzündung, meist als Begleiterscheinung einer Erkrankung der oberen Luftwege. Sie kann aber auch durch das Einatmen von Chemikalien, Staub, Rauch oder Überanstrengung der Stimme ausgelöst werden.

Begleiterscheinungen sind: Hustenreiz mit trockenem, bellendem Husten, eine pfeifende Einatmung, mäßiges Fieber bis 38,5° C, Heiserkeit, die bis zur Stimmlosigkeit führen kann. Räusperzwang mit einem Kratzen im Hals und Schmerzen beim Sprechen.

Therapieansatz: Entzündungshemmend, kühlend und schmerzlindernd.

Öle: Benzoe, Bergamotte, Eukalyptus, Lavendel, Sandelholz, Weihrauch, Zitrone, Zypresse.

Anwendungen: Öl-Akupressur, Brusteinreibungen, Gurgelwasser, Inhalationen, Reflex-Massage, Tinktur.

Keuchhusten

Eine infektiöse, bakterielle Atemwegserkrankung, vorwiegend im Kindesalter. Keuchhusten ist durch typische heftige Hustenanfälle, starke Atembeschwerden und leichtes Fieber unter 38° C gekennzeichnet. Die

Hustenanfälle bestehen aus einer Serie stakkatoartiger Hustenstöße und sind oft mit kurzem Atemstillstand bis zu einer halben Minute verbunden. Diese Anfälle treten vorzugsweise in der Nacht auf. Dickflüssiger Schleim wird abgehustet, häufig mit Erbrechen. Das Gesicht kann dabei anschwellen und durch Sauerstoffmangel bläulich anlaufen. Vorwiegend tritt diese Erkrankung im Frühjahr auf.

Die Hustenanfälle sehen bedrohlich aus und wirken auf den Beobachter schlimmer als auf den Kranken. Bei Kleinkindern und Säuglingen kann es zu Krämpfen und Bewußtlosigkeit kommen.

Therapieansatz: Entzündungshemmend, fiebersenkend, hustendämpfend und schmerzlindernd.

Öle: Basilikum, Lavendel, Muskatellersalbei, Poleiminze, Rosmarin, Ysop, Zitrone.

Anwendungen: Brusteinreibungen, Inhalation, Rücken-Reflex-Massage.

Kopfschmerz

Hartnäckige, diffuse oder örtlich begrenzte Schmerzen in unterschiedlichen Kopfbereichen. Sie sind keine eigenständige Erkrankung, sondern Folge einer Vasomotorenregulationsstörung und ein vieldeutiges Krankheitssymptom, dessen Ursache oft im psychischen Bereich zu finden ist.

Oft können auch Eiterherde an Mandeln, Nebenhöhlen oder Zähnen Ursachen eines Kopfschmerzes sein. Die Stärke des Kopfschmerzes gibt keinen Hinweis auf die Schwere der zugrundeliegenden Krankheit.

Therapieansatz: Entspannende und beruhigende Maßnahmen sind meist auch schmerzlindernd. Aufhebung der psychischen Belastung.

Öle: Anis, Eukalyptus, Lavendel, Majoran, Melisse, Pfefferminze, Poleiminze, Raute, Rosmarin, Zypresse.

Anwendungen: Öl-Akupressur, Fußreflexzonen-Massage (*Großhirn, Hypophyse, Nebenhöhlen, Nacken, Halswirbelsäule, Lymphorgane, Dünndarm, Leber, Dickdarm, Steißbein*), Kopf-Massage, Nasale-Reflex-Massage.

Krampfadern

Krampfadern sind krankhafte Erweiterungen der oberflächlichen Venen. Sie treten sichtbar als erweiterte und geschlängelte Venen unter der Haut meist an den Beinen hervor, können jedoch auch in der Speiseröhre, am After, im Hodensack und auf dem Bauch vorkommen. Im Liegen erscheinen sie als gewundene, dicke bläuliche Schlangenlinien, die sich beim Stehen prall füllen. Sie sind Folge einer angeborenen Bindegewebsschwäche, die durch Überbelastung, Herabhängenlassen der Beine, durch Stehen, Schwangerschaft und Übergewicht verstärkt wird.

Es kommt zu Schmerzen, Wadenkrämpfen und einem Schweregefühl der Beine. Bei starker Ausprägung können sie zu Wassereinlagerungen in den Beinen führen.

Therapieansatz: Entstauung und Förderung des venösen Rückstroms. Verbesserung der Hautdurchblutung. Stärkung des Bindegewebes. Verhinderung einer Venenentzündung oder -thrombose.

Öle: Lavendel, Wacholderbeeren, Zedernholz, Zitrone, Zypresse

Anwendungen: Öl-Akupressur, Essig-Abreibungen, Waden- oder Beinwickel, Wechselfußbäder.

Lungenentzündung

Eine Entzündung des Lungengewebes, die meist durch Bakterien hervorgerufen wird. Sie beginnt plötzlich. Begleiterscheinungen der Lungenentzündung sind eine beschleunigte, oberflächliche Atmung, Auswurf, hohes Fieber, meist mit Schüttelfrost, trockenem Husten und stechendem, atemabhängigem Brustschmerz. Husten mit rostrotem Auswurf kommt später hinzu.

Therapieansatz: Stärkung der Infektabwehr. Sekret- und krampflösend auf die Bronchialmuskulatur. Hustenreizstillend bei unproduktivem Reizhusten. Entzündungshemmend und schmerzlindernd.

Öle: Anis, Eukalyptus, Eukalyptus citrodora, Fenchel, Kampfer, Tea-Baum, Terpentin, Thymian, Ysop.

Anwendung: Einreibung mit nachfolgender Klopf-Massage, Fußreflexzonen-Massage (*Brust, Sonnengeflecht, Nebennieren*), Schröpfmassage.

Lymphknotenentzündung

Eine Entzündung und schmerzhafte Verhärtung der regionalen Lymphknoten. Diese treten meist in der Achselhöhle oder Leistenbeuge bei vielen Infektionserkrankungen als Begleiterscheinung auf. Meist sind zusätzlich Fieber, Rötung, Schwellung und Schmerz vorhanden. Auf der Haut erscheinen die Gefäße als rote Streifen bis zum nächsten Lymphknoten.

Therapieansatz: Abschwellend, entzündungshemmend, fiebersenkend und schmerzlindernd. Stärkung der Abwehr und des Lymphabflusses.

Öle: Bergamotte, Kampfer, Lavendel, Nelke, Rosmarin, Salbei, Tea-Baum, Thymian, Wacholderbeeren, Zedernholz, Zitrone.

Anwendungen: Essig-Abwaschungen, Fußreflexzonen-Massage (*Thymus, Lymphdrüsen, Milz, Nebennieren*), Kompressen, Pinselung, Schröpfmassage, Teilbäder.

Magenschleimhautentzündung

Eine entzündliche Veränderung der Magenschleimhaut. Sie kann akut oder chronisch auftreten. Die akute Form beginnt plötzlich, meist nach dem Genuß von Alkohol oder scharf gewürztem Essen. Begleitet von saurem Aufstoßen, Blähungen, Druckgefühl oder Schmerz im Oberbauch, Erbrechen, Magenkrämpfen, Übelkeit, Völlegefühl und gelegentlichen Durchfällen.

Therapieansatz: Entzündungshemmend, schleimhautschützend und schmerzlindernd.

Öle: Basilikum, Bergamotte, Geranie, Ingwer, Kalmus, Kardamom, Niaouli, Zimtrinde, Zitrone, Zitronengras.

Anwendungen: Öl-Akupressur, Fußreflexzonen-Massage (*Hypophyse, Magen, Sonnengeflecht, Nebennieren*), Nasale-Reflex-Massage, Rücken-Reflex-Massage.

Magen-Zwölffingerdarm-Geschwüre

Eine Bezeichnung für Geschwüre des Magens und Zwölffingerdarms meist unbekannter Ursache. Die Hauptursache scheint jedoch psychisch zu sein. Symptome treten als Schmerzen in der Magengrube auf, mit saurem Aufstoßen und Nüchternschmerz oder Schmerzen nach den Mahlzeiten, mit Sodbrennen, Erbrechen und Verstopfung. Das Geschwür kann tief in die Schleimhaut eindringen und schwere Blutungen verursachen, wobei Blut im Erbrochenen oder Kot auftreten kann.

Therapieansatz: Durchblutungsverbesserung der Magen- und Darmschleimhaut. Entzündungs- und schmerzhemmend. Verminderung der Säureproduktion im Magen und Beruhigung der Magennerven.

Öle: Anis, Basilikum, Bohnenkraut, Estragon, Fenchel, Ingwer, Kalmus, Koriander, Kümmel, Majoran, Pfefferminze, Wacholder, Zimt.

Anwendungen: Auflagen, Fußreflexzonen-Massage (*Magen, Zwölffingerdarm, Sonnengeflecht, Nebennieren*).

Mandelentzündung

Eine bakterielle Entzündung der Gaumenmandeln. Begleiterscheinungen: Flammende Rötung des Rachens mit Schwellung der Mandeln, Schluckschmerz und einem Engegefühl im Hals und meist plötzlich einsetzendem hohen Fieber, eventuell auch Schüttelfrost und Erbrechen. Die Schmerzen können beim Schlucken bis ins Ohr ausstrahlen. Die Lymphknoten am Hals sind geschwollen und schmerzhaft, auf den Mandeln erscheint ein gelber Belag. Meist ist ein übler Mundgeruch vorhanden. Es besteht ein allgemeines Krankheitsgefühl mit Abgeschlagenheit, Glieder- und Kopfschmerzen.

Therapieansatz: Abschwellend, entzündungshemmend und fiebersenkend. Abwehrstärkend und keimtötend. Schmerzlindernd.

Öle: Bergamotte, Geranium, Ingwer, Myrrhe, Römische Kamille, Salbei, Thymian, Ysop, Weihrauch, Zitrone.

Anwendungen: Öl-Akupressur, Fußreflexzonen-Massage (*lymphatischer Rachenring, Hals, Thymus, Milz, Nebennieren*), Gurgelwasser, feuchte Halswickel, Mandel-Pinselung.

Vorsicht: Eine nicht richtig ausgeheilte Mandelentzündung kann eine Nieren-, Mittelohr- oder Herzbeutelentzündung oder Gelenkrheumatismus auslösen.

Masern

Eine akute, ansteckende Virusinfektion. Sie tritt besonders im Kindesalter auf. Die Erkrankung beginnt uncharakteristisch mit Erkältungssymptomen, Appetitlosigkeit, Mattigkeit, Halsschmerzen sowie Lichtscheue mit geröteten und tränenden Augen. Ein aufgedunsenes Gesicht, trockener Husten, Bindehautentzündung und Fieber, das sehr hoch steigen kann, aber wieder verschwindet, sind weitere Merkmale. Es folgt der Übergang in einen typischen Hautausschlag, der hinter den Ohren beginnt und sich dann von Gesicht und Hals über den gesamten Körper ausbreitet, mit einem erneuten Fieberanstieg bis zu 40° C.

Nach 2–5 Tagen geht das Fieber zurück und der Ausschlag verschwindet. Auf der Haut bilden sich kleine weiße Schuppen. In seltenen Fällen kann es zu einer Lungenentzündung oder Gehirnentzündung kommen.

Therapieansatz: Steigerung der spezifischen Abwehr. Fiebersenkend und entzündungshemmend.

Öle: Eukalyptus, Römische Kamille.

Anwendungen: Abreibung, Essig-Abwaschung, Gurgelwasser, indifferentes Vollbad oder Überwärmungsbad, Inhalation, Tinktur.

Migräne

Ein anfallweise auftretender halbseitiger Kopfschmerz. Der Anfall tritt meist nach einem Vorstadium auf und geht mit einer Gehirngefäßdurchlässigkeit und Ödemen einher. Die Symptome werden durch eine Verengung und anschließende Erweiterung der Gehirnarterien hervorgerufen.

Die Migräne-Schmerzen sind meist von einer Sehstörung, einer Einschränkung des Gesichtsfeldes und oft von Erbrechen begleitet. Der Kopfschmerz, der oft bohrend über dem Auge oder an der Schläfe beginnt, erstreckt sich bald über die ganze Hälfte des Kopfes.

Therapieansatz: Entkrampfung und Stabilisierung der Gehirngefäße.

Öle: Basilikum, Bergamotte, Eukalyptus, Fenchel, Geranie, Jasmin, Lavendel, Majoran, Melisse, Minze, Origano, Pfefferminze, Rosmarin, Ylang-Ylang, Zimtrinde.

Anwendungen: Öl-Akupressur, Fußreflexzonen-Massage (*Großhirn, Hypophyse, Nebenhöhlen, Schilddrüse, Sonnengeflecht, Gebärmutter*), Kopf-Massage, Inhalation, Tinktur, Raumverneblung.

Mittelohrentzündung

Eine Entzündung des Mittelohrs hinter dem Trommelfell, die meist Kinder befällt. Sie tritt meist einseitig, manchmal jedoch auch beidseitig auf. Die Symptome sind: Fieber um 40° C, intervallartig auftretende Schmerzen mit rhythmischem Pochen im Ohr und verminderter Hörfähigkeit bis Taubheit, manchmal auch Ohrensausen. Im Säuglings- und Kindesalter kann es auch zu Erbrechen und Durchfall kommen.

Das Trommelfell ist gerötet und oft vorgewölbt. Wird das Trommelfell durchlöchert, kann dickflüssiger gelblicher Eiter in den Gehörgang ausfließen. Die Ohrenschmerzen bessern sich daraufhin sofort. Es kann zu einem Übergreifen der Entzündung auf die angrenzenden Knochen und die Hirnhäute kommen.

Therapieansatz: Entzündungshemmend und schmerzlindernd.

Öle: Basilikum, Bohnenkraut, Cajeput, Römische Kamille.

Anwendungen: Fußreflexzonen-Massage (*Mittelohr, Gehörgang, Nebennieren*), feuchtwarme Ohrpackung, Ohrentropfen.

Mumps

Mumps ist eine akute, übertragbare Viruserkrankung, die vorwiegend bei Kindern und Jugendlichen auftritt. Symptome sind eine schmerzhafte, nichteitrige Entzündung und Schwellung der Ohrspeicheldrüse und anderer Speicheldrüsen sowie charakteristische Ohrenschmerzen.

Nach einem Vorstadium mit Appetitlosigkeit, Reizbarkeit, Hals- und Kopfschmerzen kommt es zu einem Fieberanstieg bis 40,5° C, oft mit Schüttelfrost. Die Ohrspeicheldrüse schwillt teigig und schmerzhaft an, meist zuerst einseitig, die andere Seite folgt nach wenigen Tagen. Bauchspeicheldrüse, Brustdrüsen und Hirnhäute können auch betroffen sein. Nach 5–8 Tagen sinkt das Fieber ab, die Drüsenschwellung bildet sich zurück.

Therapieansatz: Entzündungshemmend und schmerzlindernd.

Öle: Bergamotte, Poleiminze, Römische Kamille.

Anwendungen: Fußreflexzonen-Massage (*Thymus, Lymphatischer Rachenring, Milz, Nacken, Nebennieren*), Hals-Wickel.

Mundschleimhautentzündung

Es ist eine Entzündung der Mundschleimhaut, die meist durch Bakterien oder Pilze, seltener durch Viren ausgelöst wird. Symptome sind Schwellung und Rötung der Mundschleimhaut.

Es treten Bläschen und Geschwüre im Mund auf. Weiße oder gelbe Beläge überziehen die Schleimhaut, darunter kann es zu einem Gewebezerfall kommen. Geschwüre treten oft bei geschwächten Patienten auf.

Therapieansatz: Abschwellend, entzündungshemmend und schmerzlindernd.

Öle: Bergamotte, Fenchel, Myrrhe, Römische Kamille, Salbei, Thymian.

Anwendungen: Fußreflexzonen-Massage (*Thymus, Lymphatischer Rachenring, Milz, Nebenniere*n), Gurgellösungen, Mundpinselungen, Mundspülungen.

Nagelbettvereiterung

Die Nagelbettvereiterung ist eine Wundinfektion des Nagelbettes und dessen Umgebung mit Eitererregern. Sie ist mit Eiter, Rötung und Schwellung verbunden.

Das Nagelbett ist dabei sehr druckempfindlich und oft stark erwärmt. Der Schmerz ist meist klopfend. Es kann auch zu fieberhaften Verläufen kommen.

Diese Entzündung darf nicht unterschätzt werden, denn sie kann gefährlich sein, wenn sie auf die Sehnenscheiden oder den Knochen übergreift.

Therapieansatz: Entzündungshemmend und schmerzlindernd.

Öle: Bergamotte, Lavendel, Niaouli, Salbei, Schafgarbe.

Anwendungen: Umschläge.

Nasennebenhöhlenentzündung

Eine Nasennebenhöhlenentzündung ist eine meist bakteriell ausgelöste hartnäckige eitrige Entzündung der Schleimhäute der Nebenhöhlen. Die Beschwerden beginnen plötzlich. Typisch sind Druckschmerzen in der Gegend der erkrankten Nebenhöhlen an der oberen Wangenregion. Sie werden beim Bücken schlimmer und gehen einher mit Schwindelgefühl und Lichtempfindlichkeit. Fieber bis zu 40°C, ein nicht abheilen wollender Schnupfen mit gelblichem oder milchig-trübem Nasenausfluß, Schweregefühl im Kopf mit allgemeinem Unwohlsein sowie eine behinderte Nasenatmung und gerötete Augenlider können lange Zeit bestehen bleiben.

Therapieansatz: Die allgemeine Abwehr anregend. Entzündungshemmend und sekretlösend. Abschwellend auf die Nasenschleimhaut.

Öle: Basilikum, Eukalyptus, Fenchel, Fichtennadel, Latschenkiefer, Lavendel, Muskatellersalbei, Niaouli, Poleiminze, Pfefferminze, Tea-Baum, Zitrone.

Anwendungen: Öl-Akupressur, Fußreflexzonen-Massage (*Lymphatischer Rachenring, Nebenhöhlen, Thymus*), Nasale-Reflex-Massage.

Nierenbeckenentzündung

Die Nierenbeckenentzündung ist eine meist akute beidseitige bakterielle Entzündung des Nierenbeckens. Die Erkrankung tritt oft nach einer Blasenentzündung auf. Begleitet von Unbehagen, Frösteln, Fieber und Schüttelfrost, Herpes labialis, heftigen Kreuzschmerzen und Schmerzen oder einem Druckgefühl in der Nierengegend, die klopfempfindlich ist. Eine trockene und belegte Zunge oder vereinzelte Fieberanfälle und erschwertes Wasserlassen mit vermehrtem Harndrang können auftreten. Der Harn ist meist flockig.

In schweren Fällen geht die Harnausscheidung immer mehr zurück oder hört ganz auf. Die chronische Form ist durch mildere Symptome mit vereinzelten Fieberanfällen und Schmerzen beim Wasserlassen gekennzeichnet.

Therapieansatz: Fiebersenkend, harntreibend und schmerzlindernd.

Öle: Basilikum, Fichtennadel, Römische Kamille, Schafgarbe, Thymian, Wacholderbeeren.

Anwendungen: Fußreflexzonen-Massage (*Hypophyse, Niere, Harnleiter, Nebennieren*), Schröpf-Massage, Segment-Reflexmassage.

Nierensteinerkrankung

Eine durch Steinbildung gekennzeichnete Erkrankung der Nieren mit unterschiedlichen Ursachen, die bei Steinabgang wehenartige Schmerzen verursachen kann.

Nierensteine entstehen durch das Auskristallisieren im Harn gelöster Stoffe. Schmerzattacken kennzeichnen die Einklemmung eines Nierensteines im Harnleiter. Die Steine können reiskorngroß sein, bis zu Steinen, die das ganze Nierenbecken ausfüllen.

Die Symptome sind von der Größe des Steines und dessen Sitz abhängig. Die Schmerzen sind krampfartig und können in die Leistengegend oder Oberschenkelinnenseite ausstrahlen. Übelkeit, Schweißausbrüche, Schüttelfrost und Fieber sowie Blut im Harn können hinzukommen.

Therapieansatz: Krampflösend und schmerzlindernd, steinauflösend oder -austreibend sowie harntreibend.

Öle: Fenchel, Geranie, Wacholderbeeren, Ysop, Zitrone.

Anwendungen: Fußreflexzonen-Massage (*Niere, Harnleiter, Blase*), Reflex-Massage, Schröpf-Massage.

Pilzerkrankungen durch Candida-Pilze

Ein Befall der feucht-warmen Hautpartien durch Hefepilze, meist der Leistenbeugen oder Schleimhäute, mit einer Hautrötung und starkem Juckreiz. Bei herabgesetzter Widerstandsfähigkeit können diese Pilze sich auch auf die Schleimhäute des Mundes, des Magens, des Darmes und der Lunge festsetzen und schwere Krankheitsbilder hervorrufen. Im Intimbereich der Frau macht sich ein Brennen mit Juckreiz in der Scheide bemerkbar. Die Schamlippen schwellen an und sind leicht gerötet. Der Ausfluß ist weißlich-cremig.

Therapieansatz: Stärkung der Abwehr. Durchblutungsfördernd, juckreizmildernd und pilzabtötend.

Öle: Bergamotte, Bohnenkraut, Eukalyptus, Lavendel, Tea-Baum, Thymian, Zypresse.

Anwendungen: Essigeinreibungen, Pinselungen.

Beachte: Es gibt keine harmlosen Pilzinfektionen. Jede Pilzerkrankung muß intensiv behandelt werden, um ein Übergreifen auf andere Organe zu vermeiden. Die Behandlung muß noch drei Tage, nachdem alle Hauterscheinungen abgeklungen sind, behandelt werden.

Rachenentzündung, akute

Die akute Rachenentzündung ist eine Entzündung der Rachenschleimhaut. Sie ist meist Teilerscheinung einer Erkältungskrankheit oder einer anderen Infektionskrankheit. Die Beschwerden sind ein Reizgefühl im Hals mit Hustenreiz und Räuspern, das bis zur völligen Stimmlosigkeit führen kann. Der Atem ist pfeifend mit einem bellenden Husten, manchmal mit Auswurf von zähem Schleim.

Therapieansatz: Entzündungshemmend und schmerzlindernd.

Öle: Salbei, Thymian, Ysop.

Anwendungen: Öl-Akupressur, Fußreflexzonen-Massage, Halswickel, Inhalation.

Rachenentzündung, chronische

Eine über längere Zeit auftretende Entzündung des Rachens. Sie kann allein für sich auftreten, aber auch mit einer Kehlkopfentzündung verbunden sein. Die Beschwerden bestehen in einer Rauhigkeit und Trockenheit im Hals mit einem ständigen Reiz zum Husten und Räuspern.

Therapieansatz: Entzündungshemmend und schmerzlindernd.

Öle: Bergamotte, Salbei, Tea-Baum, Thymian, Ysop.

Anwendungen: Öl-Akupressur, Gurgelwasser, Halswickel, Inhalation.

Regelblutung, schmerzhafte

Eine schmerzhafte, teils psychisch bedingte Regelblutung mit krampfartigen Unterleibsschmerzen. Sie können sich bis zu wehenartigen Gebärmutterkoliken steigern und treten kurz vor der Regel meist bei

Frauen unter 30 Jahren auf, verbunden mit Unwohlsein und gedrückter psychischer Stimmung.

Es können dabei neben Stimmungsschwankungen auch verschiedene Beschwerden im Kopf- und Magen-Darmbereich mitauftreten.

Therapieansatz: Entkrampfend und schmerzlindernd. Psycheaufhellend und stimulierend.

Öle: Cajeput, Estragon, Fenchel, Lavendel, Melisse, Muskatellersalbei, Origano, Römische Kamille, Salbei, Ysop, Zimtrinde.

Anwendungen: Öl-Akupressur, Bauchmassage, ansteigendes Fußbad, Fußreflexzonen-Massage (*Hypophyse, Schilddrüse, Gebärmutter, Wirbelsäule*), Rücken-Reflexmassage, Schröpfmassage, Nasale-Reflexmassage, Slip-Einlagen, Vaginalspülung, Visualisierungstechniken, Sitzbad.

Reizmagen, nervöser

Eine durch nervöse Störungen hervorgerufene Magenerkrankung, die plötzlich einsetzen oder jahrelang dauern kann. Begleiterscheinungen sind: ein Druckgefühl oder krampfartige Schmerzen in der Magengegend, Übelkeit und Erbrechen, Sodbrennen oder ein Völlegefühl. Häufig sind diese Erscheinungen nach einer psychischen Belastung festzustellen und vergehen bei einer Entspannung oder im Urlaub.

Therapieansatz: Beruhigend auf die Magenschleimhaut. Schmerzlindernd oder krampflösend. Psychisch stabilisierend.

Öle: Angelikawurzel, Basilikum, Bohnenkraut, Estragon, Kardamom, Kalmus, Lavendel, Melisse, Pfefferminze, Schafgarbe.

Anwendungen: Öl-Akupressur, Fußreflexzonen-Massage (*Hypothalamus, Magen, Sonnengeflecht*), Nasale-Reflex-Massage, Rücken-Reflex-Massage, Aroma-Visualisierung.

Röteln

Die Röteln sind eine akute, infektiös-fieberhafte, gutartig und leicht verlaufende Viruserkrankung des Kindesalters. Sie beginnen zuerst mit Grippe- und Augensymptomen, Anschwellen der Lymphdrüsen, gefolgt von einem masernähnlichen, kleinfleckigen, rosaroten Hautausschlag, der hinter dem Ohr beginnt und sich auf den ganzen Körper ausbreitet. Die einzelnen Flecken fließen nicht so stark zusammen.

Weitere Symptome sind Lymphknotenschwellungen an Nacken und Hals sowie eine Milzschwellung mit leichtem, kurz andauerndem Fieber. Das Krankheitsgefühl ist selten ausgeprägt, der Ausschlag nach wenigen Tagen verschwunden.

Therapieansatz: Stärkung der allgemeinen Abwehr. Blut- und lymphflußfördernd.

Öle: Bergamotte, Fenchel, Orangenschale, Pfefferminze, Tea-Baum, Zitrone.

Anwendungen: Öl-Einreibung.

Scharlach

Scharlach ist eine akute, ansteckende Infektionskrankheit, die meist im Kindesalter auftritt. Sie wird durch Streptokokken hervorgerufen. Begleiterscheinungen: Appetitlosigkeit, Übelkeit, plötzliches hohes Fieber über 39° C, Schüttelfrost, Kopf- und Halsschmerzen, Schluckbeschwerden und Erbrechen. Die Zunge ist geschwollen, dunkelrot, weißbelegt, die Mandeln sind entzündet und mit einem gelblich-weißen Belag überzogen. Der Hautausschlag ist scharlachrot und feinfleckig und tritt besonders in den Achselhöhlen, der Leistengegend, den Wangen und am Kinn auf. Nach dem Fieberabfall beginnt die Abschuppung der Haut.

Therapieansatz: Abwehrstärkend und fiebersenkend.

Öle: Bergamotte, Nelke, Salbei, Thymian.

Anwendungen: Essigabreibungen, Mandelpinselungen.

Schilddrüsenüberfunktion

Eine Folge vermehrt gebildeter Schilddrüsenhormone mit einer Schwellung der Schilddrüse. Begleiterscheinungen sind verstärkte Reflexe, Nervosität und Reizbarkeit, gepaart mit einer rastlosen Überaktivität, deutliches Hervortreten der Augäpfel und verstärkte Schweißneigung mit Hitzeempfindlichkeit, Appetitsteigerung ohne Gewichtszunahme, Durchfall und Herzklopfen.

Therapieansatz: Dämpfung von Übererregbarkeit und Schweißneigung. Hemmung der Hypophysen- und Schilddrüsenaktivität.
Öle: Angelikawurzel, Zitronenmelisse.
Anwendungen: Tinktur.

Schleimbeutelentzündung

Eine schmerzhafte Entzündung eines in Gelenknähe befindlichen Schleimbeutels, in deren Folge es zu einer Kalkeinlagerung kommen kann. Begleiterscheinungen sind Rötung, Schmerzen, teigige Schwellung und Bewegungseinschränkung des betreffenden Gelenkes.
Therapieansatz: Ruhigstellung der Gelenke. Wärme- oder Kältezuführung. Stärkung der humoralen Abwehr. Entzündungshemmend und schmerzlindernd.
Öle: Lavendel, Nelke, Pfefferminze.
Anwendungen: Öl-Akupressur, Essig-Abreibungen, Kompressen oder Wickel, Sitz- oder Teilbad.

Sehnenscheidenentzündung

Eine Entzündung der die Sehne umgebenden Scheide, als Folge einer Überanstrengung. Sie ist mit einer Verdickung der Oberfläche der Sehnenscheide und einer Bewegungseinschränkung verbunden. Bevorzugt treten die Entzündungen in Ellenbogennähe auf. Symptome sind: Schmerz bei Bewegung, Rötung und Schwellung.
Therapieansatz: Entzündungshemmend und schmerzlindernd.
Öle: Pfefferminze.
Anwendungen: Einreibungen, Abreibungen, Fußreflexzonen-Massage (*Nebennieren*), Kompresse. Teilbäder.

Venenentzündung

Eine Venenentzündung ist eine Entzündung der Beinvenengefäßwände. Sie ist meist mit einer Blockierung der Vene durch ein Blutgerinnsel verbunden. Sie geht einher mit einem lokalisierten Spontanschmerz, einer Temperatursteigerung, ödematöser Anschwellung des Unterschenkels oder einer leicht bläulichen Verfärbung des ganzen Beines.

Therapieansatz: Entzündungshemmend und fiebersenkend. Blutverdünnend zur Verhinderung von Embolie-Komplikationen. Förderung des venösen Rückstroms durch eine Verbesserung des Muskeltonus und einer Entstauung der venösen Endstrombahn.

Öle: Wacholderbeeren, Zitrone, Zypresse.

Anwendungen: Essig-Abreibungen, Fußreflexzonen-Massage (*Leber, Nebennieren*), Kompresse, Wadenwickel.

Wirkungsverzeichnis

Öle mit leicht abführender Wirkung: Basilikum, Fenchel, Kampfer, Majoran, Rose, Wacholderbeeren.

Öle mit antidepressiver, antriebssteigernder und stimmungsheben-der Wirkung: Basilikum, Bergamotte, Geranie, Jasmin, Kamille, Lavendel, Melisse, Muskatellersalbei, Neroli, Orangenblüte, Patchouli, Römische Kamille, Rose, Sandelholz, Vetiver, Ylang-Ylang, Zedernholz.

Öle mit anregender Wirkung auf die Aktivität des Zentralnervensystems: Eukalyptus, Kampfer, Pfefferminze, Rosmarin, Ysop.

Öle mit appetitanregender Wirkung: Angelikawurzel, Anis, Apfelsinenschalen, Bergamotte, Dill, Estragon, Fenchel, Ingwer, Kalmus, Koriander, Kümmel, Liebstöckl, Lorbeerblätter, Majoran, Muskatellersalbei, Muskatnuß, Origano, Salbei, Sellerie, Sternanis, Thymian, Wacholderbeeren, Ysop, Zimtrinde.

Öle mit beruhigender Wirkung: Anis, Baldrian, Basilikum, Benzoe, Bergamotte, Fenchel, Geranie, Jasmin, Kamille, Lavendel, Majoran, Melisse, Muskatellersalbei, Myrrhe, Myrte, Orangenblüten, Patchouli, Römische Kamille, Rose, Sandelholz, Wacholder, Weihrauch, Zypresse.

Öle mit betäubender oder schmerzlindernder Wirkung: Angelika, Basilikum, Bergamotte, Cajeput, Eukalyptus, Geranie, Jasmin, Kamille, Lavendel, Majoran, Melisse, Muskat, Myrtenheide, Nelke, Pfefferminze, Römische Kamille, Rosmarin, Wacholderbeeren, Zimtrinde.

Öle mit blähungsverhindernder Wirkung: Anis, Basilikum, Bergamotte, Cajeput, Estragon, Fenchel, Ingwer, Kamille, Kardamom, Kümmel, Lavendel, Majoran, Melisse, Muskatellersalbei, Myrrhe, Pfefferminze, Rosmarin, Salbei, Sandelholz, Schafgarbe, Sternanis, Thymian, Wacholder.

Öle mit blutdrucksenkender Wirkung: Anis, Lavendel, Majoran, Melisse, Muskatellersalbei, Rosmarin, Ylang-Ylang, Ysop.

Öle mit blutdrucksteigernder Wirkung: Majoran, Rosmarin, Salbei, Ysop.

Öle mit örtlich blutstillender Wirkung: Cajeput, Geranie, Patchouli, Rose, Terpentin, Wacholder, Zimtrinde, Zitrone, Zypresse.

Öle mit brechreizhemmender Wirkung: Pfefferminze.

Öle mit bronchiensekretverflüssigender Wirkung: Angelikawurzel, Anis, Basilikum, Bergamotte, Cajeput, Eukalyptus, Fenchel, Fichtennadel, Krauseminze, Latschenkiefer, Majoran, Muskatellersalbei, Myrrhe, Salbei, Sandelholz, Terpentin, Thymian, Quendel, Zitrone, Ysop.

Öle mit durchfallhemmender Wirkung: Bitterorange, Bohnenkraut, Geranium, Ingwer, Lavendel, Muskatnuß, Nelke, Pfefferminze, Rosmarin, Salbei, Sandelholz, Thymian, Wacholder, Zimtrinde, Zitrone.

Öle mit entzündungshemmender Wirkung: Angelikawurzel, Bergamotte, Bohnenkraut, Cajeput, Estragon, Eukalyptus, Fichtennadel, Geranie, Kamille, Latschenkiefer, Lavendel, Muskatellersalbei, Myrrhe, Patchouli, Pfefferminze, Römische Kamille, Rose, Rosmarin, Salbei, Sandelholz, Schafgarbe, Terpentin, Thymian, Wacholderbeeren, Wintergrün, Ysop, Zedernholz, Zimtrinde, Zitrone, Zypresse.

Öle mit fiebersenkender Wirkung: Basilikum, Bergamotte, Cajeput, Eukalyptus, Kamille, Krauseminze, Melisse, Patchouli, Pfefferminze, Poleiminze, Römische Kamille, Rose, Salbei, Ysop, Zimt.

Öle mit geschlechtstriebsteigernder Wirkung: Anis, Bohnenkraut, Fichte, Jasmin, Kardamom, Koriander, Muskatellersalbei, Myrrhe, Nelke, Neroli, Patchouli, Orangenblüte, Rose, Rosmarin, Sandelholz, Thymian, Wacholderbeeren, Ylang-Ylang, Zimtrinde.

Öle mit gallenflüssigkeitanregender Wirkung: Anis, Dill, Fenchel, Jasmin, Kamille, Krauseminze, Kümmel, Lavendel, ind. Melisse, Orangenschale, Pfefferminze, Poleiminze, Römische Kamille, Rose, Rosmarin, Schafgarbe.

Öle mit harnausscheidender Wirkung: Angelikawurzel, Eukalyptus, Fenchel, Fichtennadel, Geranie, Kamille, Kümmel, Lavendel, Liebstökkel, Rosmarin, Sandelholz, Sassafras, Thymian, Wacholderbeeren, Weihrauch, Wintergrün, Ysop, Zedernholz, Zypresse.

Öle mit hustenreizdämpfender Wirkung: Anis, Basilikum, Eukalyptus, Fenchel, Rosmarin, Ysop.

Öle mit juckreizmildernder Wirkung: Angelikawurzel, Kamille, Lavendel, Minze, Pfefferminze, Thymian, Zimtrinde, Zitrone, Zitronenmelisse.

Öle mit keimwachstumshemmender oder -abtötenden Wirkung: Angelikawurzel, Anis, Bay, Basilikum, Bergamotte, Bohnenkraut, Cajeput, Eukalyptus, Fichte, Geranie, Lavendel, Myrrhe, Nelken, Orangenschale, Pfefferminze, Römische Kamille, Rosmarin, Salbei, Schafgarbe, Terpentin, Thymian, Ylang-Ylang, Wacholderbeeren, Zimt, Zitrone.

Öle menstruationsfördernder Wirkung: Angelika, Basilikum, Fenchel, Kamille, Kümmel, Lavendel, Majoran, Melisse, Muskatellersalbei,

Myrrhe, Origano, Pfefferminze, Poleiminze, Römische Kamille, Rose, Rosmarin, Salbei, Thymian, Wacholderbeeren, Ysop, Zitrone, Zimt, Zypresse.

Öle mit muskelkrampflösender Wirkung: Angelikawurzel, Anis, Basilikum, Bergamotte, Bohnenkraut, Cajeput, Dill, Estragon, Eukalyptus, Fenchel, Kamille, Kardamom, Koriander, Kümmel, Lavendel, Majoran, Melisse, Muskat, Muskatellersalbei, Nelke, Orangenblüte, Pfefferminze, Poleiminze, Römische Kamille, Rose, Rosmarin, Salbei, Sandelholz, Schafgarbe, Thymian, Wacholderbeeren, Ysop, Zimt, Zypresse.

Öle mit pilzhemmender oder -tötender Wirkung: Angelika, Cajeput, Lavendel, Nelke, Salbei, Thymian.

Öle mit schweißhemmender Wirkung: Fichtennadel, Salbei, Zypresse.

Öle mit schweißtreibender Wirkung: Basilikum, Cajeput, Kamille, Koriander, Lavendel, Melisse, Origanum, Pfefferminze, Poleiminze, Römische Kamille, Rosmarin, Salbei, Sassafras, Tea-Baum, Thymian, Wacholderbeeren, Ysop, Zypresse.

Öle mit wundheilender Wirkung: Anis, Basilikum, Bohnenkraut, Benzoe, Bergamotte, Cajeput, Eukalyptus, Geranie, Kamille, Lavendel, Majoran, Minze, Muskatellersalbei, Myrrhe, Nelke, Patchouli, Rose, Rosmarin, Salbei, Sandelholz,Weihrauch, Zedernholz, Zypresse.

Nebenwirkungen

Bei der Anwendung der Ätherischen Öle sollte immer bewußt sein, daß diese Therapieform nicht so risikolos ist, wie es in der Laienpresse meist dargestellt wird. Wie im Kapitel „Grundlagen" schon geschrieben wurde, haben Ätherische Öle einen massiven Einfluß auf physiologische Vorgänge, aber auch auf die Psyche. Öle mit Ketonen als Hauptinhaltsstoffen gehören von ihrer Giftigkeit her gesehen zu denen, die bei unkritischem Einsatz Nebenwirkungen auslösen können. Es ist nicht allein eine Dosierungsfrage, sondern auch eine Indikationsentscheidung.

Die Verträglichkeit von Ätherischen Ölen ist individuell unterschiedlich. Es gibt Menschen, die gewisse aromatische Gerüche nicht vertragen, die andere durchaus als angenehm empfinden und sogar mit massiven psychischen oder physischen Reaktionen darauf reagieren. Aus der Literatur ist bekannt, daß z.B. Katharina de Medici durch den Duft von Rosenöl bewußtlos wurde. Öle wie etwa Rosmarin, Fenchel oder Ysop können schon in niedriger Dosierung epilepsieähnliche Anfälle hervorrufen, wobei diese Anfälle mit zusätzlichem aggressivem Potential bei Rosmarin oder mit Angstzuständen bei Fenchel parallel laufen können.

Viele Ätherische Öle können bei Depressionen verschiedener Ursachen hilfreich sein, aber auch zu Depressionen führen, die sich im Laufe einer Therapie mit Ätherischen Ölen entweder zusätzlich einstellen, oder nach einer anfänglichen Verbesserung wieder einstellen. Seit 1980 haben sich verschiedene Autoren nach der Veröffentlichung von Krankengeschichten mit Krämpfen, mit anschließender Bewußtlosigkeit, teilweise verbunden mit langanhaltenden Komazuständen mit dieser Problematik beschäftigt. Zu den verantwortlich zu machenden Terpen-Ketonen zählen unter anderem Isopinocamphon, Kampfer, Thujon und Pinocamphon, die in Bergamotte-, Cajeput-, Eukalyptus-, Fenchel-, Salbei-, Sassafras-, Thuja-, Thymian- und Ysopöl vorkommen.

Anwendungsbeispiele

Bläschenausschlag

Patient: 18 Jahre, weiblich, mit Herpes-Bläschen an den Lippen und um den Mund. Die Bläschen traten regelmäßig zweimal im Jahr zu Frühjahrs- und Winterbeginn auf.

Therapie: 1 Tr. Eukalyptusöl zweimal täglich direkt auf die Bläschen auftragen. Danach regelmäßige Inhalation mit Eukalyptus-citrodora-Öl zweimal wöchentlich vor der zu erwartenden Neuinfektion.

Verlauf: Abheilung der Bläschen zuerst an den Lippen, dann auch um den Mund, ab Ende des zweiten Tages. Bläschen verschwanden alle innerhalb von 4 Tagen.

Kontrolle: Nach einem Monat erneuter Rückfall, der jedoch nach einer erneuten Behandlung innerhalb 4 Tagen vollständig verschwand. Danach kein weiteres Auftreten der Bläschen mehr seit über drei Jahren.

Blasenkatarrh

Patient: 12 Jahre, weiblich, mit wiederholtem Blasenkatarrh, Schmerzen beim Wasserlassen und leichtem Fieberanstieg abends auf 37,8–37,9° C.

Therapie: 5 Tage lang: dreimal täglich 1 Tr. Cajeputöl auf Zucker vor den Mahlzeiten. Einreibung von 10%igem Wacholder-Massageöl in die Segmentzone der Blase auf dem Bauch und dem Rücken. Am 5. Tag ein Sitzbad mit 3 Tropfen Rosmarin-/Ylang-Ylang-Öl.

Verlauf: Besserung der Schmerzen beim Wasserlassen nach 18 Stunden mit Normalisierung der Temperatur. Temperaturanstieg trat danach nicht mehr auf. Nach 4 Tagen vollkommene Beschwerdefreiheit.

Kontrolle: Nach 5 Tagen Erstkontrolle. Nach zwei und vier Wochen eine weitere Kontrolle. Kein weiterer Befund!

Bronchitis

Patient: 54 Jahre, weiblich, mit akuter Bronchitis; schmerzhafte Hustenanfälle, schleimig-eitriger gelblicher Auswurf und Fieber von 38,6° C. Patientin fühlt sich unwohl und schlapp, will im Bett bleiben.

Therapie: Am ersten Tag heißes Vollbad mit 6 Tropfen Eukalyptusöl. Dann an weiteren 5 Tagen dreimal täglich Brusteinreibungen mit 10%-igem Eukalyptusöl/Wacholderöl, abends Duftlampe: 1 Tr. Lemongrasöl.

Verlauf: Nachlassen der schmerzhaften Hustenanfälle und des Auswurfs ab dem zweiten Tag mit Temperaturabfall um 37° C. Patientin fühlt sich dann erheblich besser, steht auf. Ende der Hustenanfälle am sechsten Tag, Temperatur um 36,6° C.

Kontrolle: Nach 7 Tagen Erstkontrolle, dann nach einer und vier Wochen eine weitere Kontrolle. Kein weiterer Befund mehr feststellbar ab dem siebten Tage!

Ekzem

Patient: 12 Jahre, weiblich, mit feuchtem, juckendem Ekzem im Haaransatzbereich des Hinterkopfes, umgeben von abschuppenden silbrigen Hautstellen.

Therapie: 8 Tage lang dreimal täglich je 2 Tropfen 30%iges Pfefferminz- und Sandelholzöl im Wechsel direkt auf die juckende Stelle.

Verlauf: 1. Tag: Verstärkung des Juckreizes, der ab dem zweiten Tag besser wird. Nach 5 Tagen Erstkontrolle mit einer erheblichen Besserung der Haut. Die Haut hat nach dem siebten Tag ihr normales Aussehen, die Schuppung ist verschwunden. 9 Tage nach Beginn der Behandlung ist der betroffene Bereich juckreizfrei. Nach 2 und 4 Wochen je eine weitere Kontrolle. 11 Monate danach ein erneuter Rückfall, der nach einer erneuten Behandlung von 8 Tagen mit 25%-igem Tea-Baum-Öl vollständig verschwindet.

Kontrolle: Nach 3 Jahren kein weiterer Befund!

Gürtelrose

Patient: 29 Jahre, weiblich, mit juckender und schmerzhafter Gürtelrose als bandartiger Bläschenausschlag auf der Haut am unteren Rippenbogenrand rechts. Blaseninhalt blutig oder eitrig.

Therapie: Alle 3 Stunden eine Pinselung der Bläschen mit 30%-igem Nelkenöl für 2 Tage. Dann Kompressenauflage von 20%-igem Nelken-/ Pfefferminzöl für weitere 4 Tage. Zur Prophylaxe: einreiben des Brustbereiches der unteren Rippen für weitere 8 Tage mit einem 10%-igen Lavendel-Massageöl.

Verlauf: Ab dem zweiten Tag ein spürbares Nachlassen des Juckreizes und der Schmerzen in den betroffenen Gebieten. Schmerzen hören ab dem fünften Tag vollständig auf. Abheilung der Bläschen mit Beginn des 3. Tages.

Kontrolle: Nach 6 Tagen Erstkontrolle. Nach weiteren 2 und 4 Wochen je eine weitere Kontrolle. Die Symptome traten in den letzten 3 Jahren nicht wieder auf.

Hautpilz

Patient: 82 Jahre, weiblich, mit leicht juckendem Hautpilz in der Leistengegend. Leistengegend stark gerötet, vereinzelte Kratzspuren vorhanden.

Therapie: 1 Öl-Sitzbad mit 4 Tropfen Rosmarin-/Tea-Baumöl. An acht Tagen je 3 lokale Einreibungen mit je einem Tropfen 30%-igem Lavendel-Rosmarinöl. Vorbeugender Schutz danach: einmal pro Woche Leistengegend mit 15%-igem Lavendelöl einölen.

Verlauf: Nachlassen des Juckreizes und der Rötung ab dem zweiten Tag. Nach dem vierten Tag keine subjektiven Beschwerden mehr. Letzte Rötungsstelle am siebten Tag verschwunden.

Kontrolle: Erstkontrolle nach 1 Woche, dann nach 4 Wochen eine weitere Kontrolle. Kein weiterer Befund innerhalb der nächsten Monaten mehr aufgetreten.

Krampfaderngeschwüre

Patient: 53 Jahre, weiblich, mit dickgeschwollenen Beinen und beginnenden, geschwürig aufbrechenden Krampfadern über den Knöcheln. Hautfarbe livide, mit blauen Flecken.

Therapie: An drei Tagen je ein lauwarmes halbhohes Unterschenkelbad mit 2 Tropfen Tea-Baum-Öl, mit anschließenden festanliegenden Unterschenkel-Kompressen: 10%-iges Lavendel-/Tea-Baum-Öl in Essig. Ab dem vierten Tag: Beinabwaschungen mit 10%-igem Tea-Baum-Öl-Essig, 14 Tage lang. Dann 45 Tage lang eine leichte Öl-Massage mit 10%-igem Tea-Baum-/Wacholderöl.

Verlauf: Nach 3 Tagen erste subjektiv spürbare Verbesserungen mit Abheilung der Haut. Nachlassen der Schmerzen ab dem vierten Tag, Schmerzfreiheit ab dem achten, Beschwerdefreiheit ab dem einundzwanzigsten Tage.

Kontrolle: Nach 2 Wochen Erstkontrolle, nach jeweils 2 weiteren Wochen eine Kontrolle. Endkontrolle 3 Monate nach Therapiebeginn: ohne auffälligen Befund.

Mittelohrentzündung

Patient: 5 $^1/_2$ Jahre, weiblich, mit Schmerzen im rechten Ohr und Verschlechterung des Hörvermögens. Trommelfell gerötet. Vierte Mittelohrenzündung hintereinander, die jeweils mit Antibiotika behandelt wurden.

Therapie: 1. Tag: 2 Tropfen 20%-iges Kamillenöl direkt ins Ohr getropft. Sehr schmerzhaft, mußte sofort nachgespült werden. Dann 2mal täglich 1 Tropfen 5%-iges Kamillenöl auf Watte ins Ohr. Einreibung von 30 %-igem Muskatellersalbeiöl hinter dem Ohr.

Verlauf: Nach der Verschlimmerung durch direktes Auftropfen ab dem Abend des zweiten Tages schmerzfrei. Nach 4 Tagen Trommelfell im Normalzustand. Hörvermögen besserte sich im Laufe von 2 Wochen.

Kontrolle: Nach 4 und 8 Wochen je eine weitere Kontrolle. Kein weiterer Befund.

Nasennebenhöhlenvereiterung

Patient: 42 Jahre, männlich, mit beidseitiger, periodisch alle 8–10 Wochen auftretender Nasennebenhöhlenvereiterung seit 2 Jahren. Im Akutfall tritt zuerst Kopfschmerz mit Fieber bis 38,5° C auf.

Therapie: Zwei Nasale Reflex-Massagen mit 30%-igem Anis-/Eukalyptus-/Fenchel-/Ysopöl in 3tägigem Abstand, dann 6 Fußreflexzonen-Massagen jeden dritten Tag mit nachfolgender Fußeinreibung mit Anis-/Rosmarinöl. Abends Duftlampe mit je einem Tropfen Rosenholzöl 1/2 Std. vor dem Zubettgehen, Duftlampe beim Schlafen aus dem Raum entfernt.

Verlauf: Nach der zweiten Nasalen-Reflex-Massage Beginn einer eitrigen Entleerung der Nebenhöhle mit Temperaturanstieg auf 38° C. Nachlassen der Schmerzen nach der ersten, Schmerzfreiheit nach der sechsten Fußreflexzonen-Massage.

Kontrolle: 4 Wochen nach der letzten Fußreflexzonen-Massage eine Kontrolle. Nachkontrolle 2 mal nach jeweils weiteren 2 Monaten über 3 Jahre, kein weiterer Befund!

Rückenschmerzen

Patient: 18 Jahre, weiblich, mit starken Rückenschmerzen nach Überanstrengung. Eine Beckenschiefstellung und leiche Hohlkreuzstellung war feststellbar.

Therapie: Jeden zweiten Tag eine Fußreflexzonen-Massage des Lendenwirbelbereichs und Ischiasnerves zu jeweils 15minütiger Dauer, achtmal hintereinander. 1 Vollbad täglich mit je 2 Tropfen Benzoe-/Rosmarin-/Tea-Baum-/Wacholderöl für 18 Tage.

Verlauf: Verstärkung der Schmerzen am ersten Tag, dann langsame aber stetige Besserung des Schmerzzustandes. Nach 4 Tagen wurden die Schmerzen erträglich und verschwanden nach 3 Wochen vollständig.

Kontrolle: Kontrolle 24 Tage nach Behandlungsbeginn. Kein weiterer Befund!

Schlafstörungen

Patient: 31 Jahre, weiblich, mit Schlafstörungen nach einem Autounfall, Nacken- und Rückenschmerzen, unregelmäßige Monatsblutung und Verstopfung.
Therapie: 4 Tage lang 1 Tropfen Lavendel-/Melissenöl pur zur Nackenmassage mit dem Saugschröpfkopf. Danach 4 Fußreflexzonen-Massagen in dreitägigem Abstand. Ab dem ersten Tag: Duftlampe abends mit einem Tropfen Wacholder-/Jasminöl im Schlafzimmer vor dem Schlafengehen. **Verlauf:** Ab der ersten Nacht durchgeschlafen, wenige Tage danach Auftreten der Regel mit anschließender Regelmäßigkeit. Nach 10 Tagen beginnen die Schmerzen abzuklingen und erträglich zu werden.
Kontrolle: 6 Monate nach Therapiebeginn, Monatsblutung regelmäßig, Nackenschmerzen nur zeitweise bei einer Belastung auftretend. Keine Schlafstörungen mehr aufgetreten.

Warzen

Patient: 8 Jahre, weiblich, mit mehreren Warzen unterschiedlicher Größe auf beiden Händen.
Therapie: Dreimal tägliches, direktes Auftragen von einem Tropfen Thujaöl pur auf die Warzen, 4 Tage lang. Dann weiterhin direktes Auftragen von je einem Tropfen Zitronenöl anstelle von Thujaöl, 2 mal täglich für weitere 10 Tage. Prophylaktisch alle 14 Tage Einreiben der Hände mit 25%-igem Zitronenöl.
Verlauf: Sichtbare Verkleinerung der Warzen innerhalb von acht Tagen. Vollständige Rückbildung aller Warzen nach der vierten Woche.
Kontrolle: Innerhalb von 2 Jahren danach keinerlei Neubildungen von Warzen aufgetreten.

Wechseljahrbeschwerden

Patient: 52 Jahre, weiblich, mit schmerzhaften Wechseljahrbeschwerden und einem unstabilen psychischen Zustand seit etwa vier Jahren. Regt sich sehr leicht auf und ist nicht belastbar.

Therapie: Eine Nasale-Reflex-Massage mit Anis/Zimtöl zu Beginn. An sechs Tagen 1 Sitzbad mit 3 Tropfen Bergamotte-/Zimtöl und Auftropfen von täglich 2 Tropfen Zimtöl für 28 Tage auf eine Slipeinlage. Über einen Zeitraum von 35 Tagen: abends 1 Tropfen Jasminöl vor dem Schlafengehen in die Duftlampe.

Verlauf: Besserung des psychischen Zustandes nach dem vierten Tag. Halbwegs zufriedener Zustand erst nach 28 Tagen. Danach Abbruch der Therapie.

Fünftes Kapitel
Die Ätherischen Öle

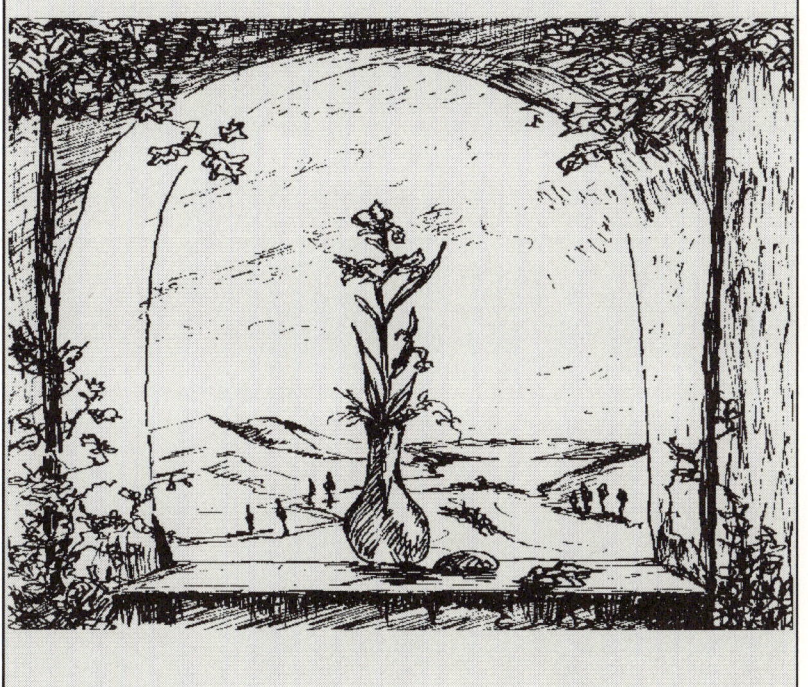

Alle Pflanzen enthalten als Stoffwechselprodukte Ätherische Öle, doch liegen deren Konzentrationen oft in einem chemisch nicht nachweisbaren Bereich. Etwa 26000 Pflanzen sind inzwischen ausführlicher untersucht, davon können 350 Pflanzen kommerziell verwendet werden. Auf dem europäischen Markt werden davon 150 Ätherische Öle vertrieben, die jedoch keinesfalls einheitlich sind. Das ist für die Aromatherapie das größte Problem überhaupt. Viele Öle, die unter gleichem Namen erhältlich sind, stammen von unterschiedlichen Pflanzen und sind damit auch von unterschiedlicher chemischer Zusammensetzung.

Die Ätherischen Öle konzentrieren die Heilkräfte der Pflanzen in sich. Obwohl es neben den Ätherischen Ölen noch andere Inhaltsstoffe gibt, die die Wirkung einer Pflanze ausmachen, sind die Ätherischen Öle bestimmend für die Heilwirkung einiger Pflanzen. Die Bitter- und Gerbstoffe dieser Pflanzen sind für deren medizinische Wirkung nicht so bedeutend wie die Ätherischen Öle. Alle in der Aromatherapie verwendeten Öle stammen aus Pflanzen. Tierische Duftstoffe werden nicht verwendet.

Die nachfolgend beschriebenen Ätherischen Öle sind die am häufigsten verwendeten Öle der Aromatherapie. Sie reichen aus, fast alle körperlichen und psychischen Beschwerden zu lindern bzw. zu bessern. Die angeführten Indikationen werden im Kapitel „Krankheitsbilder", alle Techniken im Kapitel „Anwendungen" beschrieben.

Angelikawurzelöl

Eine durch Wasserdampfdestillation aus getrockneten Wurzeln oder dem Samen von Angelica archangelica gewonnene hellgelbe Flüssigkeit, die beim Stehenlassen dunkler wird, mit erdigem, leicht moschus- oder rettichartigem, aromatischem Geruch, feiner Grünnote und scharf-aromatischem Geschmack.

Ausbeute: bis 2%.
Herkunft: Belgien, Deutschland, Frankreich, Ungarn.
Inhalt: Angelicin, Borneol, Cymol, Isobuttersäurephlorylester, Pinen, Phellandren, Cyclopentadecanolid, Methyläthylessigsäure, Osthenol, Osthol, 80% Thymohydrochinonmethyläther.

Wirkung: Abwehrstärkend, antirheumatisch, antriebsteigernd, auswurffördernd, blähungswidrig, blutreinigend, desinfizierend, entzündungshemmend, hautreizend, harntreibend, juckreizmildernd, kräftigend, krampflösend, menstruationsregulierend, pilzwachstumshemmend, schleimlösend, schmerzmildernd, stimmungsaufhellend.

Organbezug: Haut, Nieren, Verdauungstrakt.

Verwendung:

Depressionen, Minderwertigkeitsgefühl, Nervosität, Niedergeschlagenheit.

Grippale Infekte, Mandelentzündung, Rachen-Halsentzündung.

Darmkoliken, Magengeschwüre und -schleimhautentzündung.

Unterleibskrämpfe, schmerzhafte Monatsblutung.

Gicht, Rheumatische Schmerzen, Sehnenscheidenentzündung.

Haut- und Nagelpilz, gegen Krätzmilben und Hautverletzungen.

Technik:

1. Als Einreibung, Essigbandage, Kompresse und Hautpinselungen.
2. Als Öl oder Salbe zum Einreiben in Reflexzonen.
3. Zur Nasalen Reflexmassage und Öl-Akupressur.
4. Als Slipeinlage.
5. Als Essenz zum Gurgeln und zur innerlichen Anwendung.

Anisöl

Eine durch Wasserdampfdestillation der reifen getrockneten Früchte von Pimpinella anisum gewonnene farblose oder blaßgelbe Flüssigkeit von süßlich-kraftvollem, charakteristischem Geruch und Geschmack, die in der Kälte zu einer weißen Kristallmasse erstarrt.

Ausbeute: 1,5–6%.

Herkunft: Ägypten, China, Frankreich, Holland, Spanien, GUS.

Inhalt: Acetaldehyd, 80–95% trans-Anethol, Anisaldehyd, Anisketon, -säure, Azulene, Cadalin, Cymol, Eugenol, Farnesol, Hydrochinon, Methylchavicol, p-Methoxyacetophenon, Myristizinsäure, Osthol.

Wirkung: Angstlösend, anregend, auswurffördernd, beruhigend, blähungsmindernd, blutdrucksenkend, durchblutungsfördernd, gallenflußanregend, Erhöhung der Gallensäuremenge, harntreibend, hautreizend, insektenvertreibend, krampflösend, magensäureerhöhend, milchbildend, schleimlösend, sexuell anregend, verdauungsfördernd, wundheilend.

Organbezug: Bronchien, Hypophysevorderlappen, Magen.

Nebenwirkungen: Das Öl sollte wegen dessen lokaler hautreizender Wirkung nicht unverdünnt eingenommen werden. Es kann allergische Hautreaktionen hervorrufen und in hoher Dosis zu Benommenheit und Magenreizung führen.

Verwendung:

Kopfschmerzen, Migräne, Nervöses Erbrechen, Schwindelanfälle.

Zahnfleischentzündung.

Asthma, Atemnot, chronische Bronchialkrämpfe, Husten.

Herzkrämpfe, Herzsensationen.

Blähungen, Nervöse Magenbeschwerden, Darmkoliken bei Kindern.

Milchmangel, Menstruationsbeschwerden, Gefühlskälte.

Mannesschwäche.

Rheumatische Schmerzen.

Hautparasiten, besonders bei Flöhen, Läusen und Krätzmilben.

Technik:

1. Als Öl zum Einreiben in Segment-Reflexzonen.
2. Zur Nasalen-Reflexzonen- und Fußreflexzonen-Massage.
3. Als Badezusatz zu Sitz-, Teil- oder Vollbädern.
4. Zu Vaginalspülungen und Slipeinlagen.
5. Als Essenz zur innerlichen Anwendung und zum Gurgeln.

Basilikumöl

Eine durch Wasserdampfdestillation aus frischen blühenden Blätterspitzen von Ocimum basilicum gewonnene hellgelbe bis blaßgrünliche, leichtbewegliche Flüssigkeit von angenehm aromatisch-kräftigem, süßwürzhaftem, erfrischendem Duft, entfernt an Gewürznelken oder Anis erinnernd, und einem süß-scharfen, leicht bitteren Geschmack.

Ausbeute: 0,13–0,95 %.

Herkunft: Ägypten, Comoren, Frankreich, Italien, Spanien.

Inhalt: Bis 55% Methylchavicol, Eugenol. Ferner: Campher, Cineol, Estragol, Linalol, Ocimen, Pinen, oder: bis 70% Linalol, Methylcinnamat, Methylchavikol, oder: 62% Eugenol, 18% Ocimen, Perillaalkohol.

Wirkung: Anregend, auswurffördernd, belebend, beruhigend, darmreinigend, depressionslösend, erfrischend, fiebersenkend, hustenreizlindernd, keimtötend, krampflösend, magenstärkend, menstruationsfördernd, nebennierenrindenanregend, nervenberuhigend, schleimlösend, schweißtreibend, stimmungshebend, wundheilend.

Organbezug: Haut, Limbisches System, Nebennierenrinde, Neben- und Stirnhöhlen.

Verwendung:

Angstzustände, Depressionen, Epilepsie, geistige Erschöpfung.

Fieber, Hysterie, nervöse Kopfschmerzen, Migräne.

Mittelohrentzündung, nervöse Spannung, Ohnmacht, Ohrenschmerzen.

Nervöse Schlaflosigkeit, Willensschwäche, Erkältung, Nasenpolypen.

Verlust des Geruchsinns infolge chronischen Schnupfens,

Asthma, Bronchitis, Keuchhusten.

Darminfektionen, Erbrechen, Magen- und Darmkrämpfe.

Magenschleimhautentzündung, Übelkeit, Verdauungsstörungen.

Nierengrieß, Fehlende Monatsblutung, Menstruationsbeschwerden.

Gicht, Muskelkrämpfe, Lähmungserscheinungen.

Eiterungen, Insektenstiche, besonders Wespenstiche, Wunden.

Technik:

1. Als Essigabreibung oder Wechsel-Kompresse.

2. Als Öl zum Einreiben in Kopf- und Rücken-Reflexzonen.

3. Zur Bauch- und Kolonmassage und Schröpfmassage.

4. Zur Nasalen-Reflex- und Fußreflexzonen-Massage.

5. Als Badezusatz zu Teil- und Vollbädern.

6. Zu Ohr- und Wundspülungen.

Bergamotteöl

Ein durch Auspressen der äußeren Schale der grünen Früchte von Citrus aurantium var. bergamia gewonnene hellgelbe bis honigfarbene, häufig smaragd-grünliche Flüssigkeit von frischem, süßzitronenartigem, warm blumigem und wohlriechendem Duft mit eigener Originalität, der an Lavendel erinnert, und einem bitteren Zitronengeschmack.

Ausbeute: Etwa 0,5%.

Herkunft: Kalabrien, Sizilien, Spanien, Kalifornien, Westindien.

Inhalt: Bergapten, Bergaptol, Caryophyllen, Citral, Cymol, Limettin, 50% d-Limonen, Linalylacetat, L-Linalool.

Wirkung: Angstlösend, anregend, auswurffördernd, belebend, beruhigend, entspannend, fiebersenkend, geruchsbekämpfend, keimtötend, krampflösend, magensaftanregend, schleimlösend, schmerzlindernd, stimmungsaufhellend, verdauungsfördernd, wundheilend, wurmabtreibend.

Organbezug: Haut, Mundschleimhaut.

Verwendung:

Stärkt Konzentration, den Durchsetzungswillen und Selbstvertrauen.

Hilft bei Niedergeschlagenheit und Angstzuständen.

Depressionen, nervöse Spannung, Fieber.

Appetitlosigkeit, Diphtherie, grippale Infekte, Mandelentzündung.

Mundgeruch, Hals-, Mund- und Zungenentzündung, Lippenbläschen.

Bronchitis, Lungen-Tuberkulose.

Appetitlosigkeit, Bauchkrämpfe, Darminfektionen. Darmparasiten.

Gallensteinschmerzen, Verdauungsstörungen.

Ausfluß, Blasenentzündung, Scheidenjucken.

Abszesse, Akne, Ekzeme, Furunkel, Geschwüre, Herpes.

Krampfadern, Antiparasitär gegen Läuse, Schuppenflechte, Wunden.

Technik:

1. Als Abreibung und Kompressen zur äußeren Anwendung.

2. Als Öl oder Salbe zum Einreiben in Reflexzonen.

3. Zur Fußreflexzonen- und Nasalen-Reflexzonen-Massage.

4. Zur Öl-Akupressur und Kolon-Massage.

5. Als Badezusatz zu Teil- oder Vollbädern, Hand- und Fußbädern.

6. Zu Ohr- und Vaginalspülungen. Als Slipeinlage.

7. Als Essenz zum Gurgeln und Sirup zur innerlichen Anwendung.

8. Zur Inhalation und Raumverneblung.

9. Als Duftstoff in die Aromalampe.

Cajeputöl

Eine durch Wasserdampfdestillation aus der frischen wildwachsenden Pflanze mit Knospen von Melaleuca leucadendron oder Melaleuca minor gewonnene klare, farblose bis hellgelbe Flüssigkeit von krautigem, herbfrischem, säuerlichem, kampferähnlichem Geruch und aromatisch kühlendem, leicht bitterem Geschmack.

Ausbeute: 0,8–2,5%.

Herkunft: Australien, Indien, Molukken, Malaysia, Philippinen.

Inhalt: Azulen, Baldriansäure, bis 76% Cineol. Ascaridol. p-Cymol, Dipenten, Limonen, Terpineol, trans-ß-Ocimen, Pinene.

Wirkung: Anregend, auswurffördernd, blutstillend, blutzuckersenkend, entzündungshemmend, fiebersenkend, insektenvertreibend, keimtötend, krampflösend, parasitenbekämpfend, pilzinaktivierend, schleimlösend, schmerzlindernd, schweißtreibend, stimmungshebend, verdauungsfördernd, wärmend, wurmabtreibend.

Organbezug: Lunge, Darmtrakt, Blase mit Harnröhre.

Verwendung:

Epilepsie, geistige Verwirrtheit, Hysterie. Erschöpfungszustände.

Mittelohrentzündung, Nebenhöhlenentzündung, Ohrenschmerzen.

Asthma, Bronchitis, Erkältung, Rachen- und Kehlkopfentzündung.

Darmentzündung, Eingeweidewürmer: besonders Spulwürmer.

Oberbauchkrämpfe, Ruhr.

Blasenentzündung, Harnröhrenentzündung. Menstruationsbeschwerden.

Gicht, Nervenschmerzen, Rheumatische Gelenkschmerzen.

Akne, Insektenstiche, Schuppenflechte, Verbrennungen, Wunden.

Technik:

1. Als Abreibungen und Waschungen sowie Kompressen.

2. Als Öl zum Einreiben in Reflexzonen und zur Brusteinreibung.

3. Zur Öl-Akupressur und Saug-Massage.

4. Als Badezusatz zu Sitz- oder Teilbädern.

5. Als Ohrwatte und Slipeinlage.

6. Als Essenz zum Gurgeln und zur innerlichen Anwendung.

7. Zur Inhalation und Raumverneblung.

Dillkrautöl

Eine durch Wasserdampfdestillation aus der frischen ganzen Pflanze oder Samen von Anethum graveolens gewonnene farblose bis bläuliche, leichtbewegliche Flüssigkeit mit fenchelartigem, erfrischend aromatischem, süßwürzigem Geruch mit typischem Charakter.

Ausbeute: 0,5–1,5%. Samen bis 4%.

Herkunft: Frankreich, Balkanländer, USA.

Inhalt: Sehr variabel, je nach dem Reifezustand. 40% Phellandren, 60% Carvon, Dihydrocarvon, Dillapiol, d-Limonen, Myristicin, Terpinen.

Wirkung: Appetitanregend, auswurffördernd, blähungswidrig, gallensaftanregend, leicht harntreibend, keimtötend, kräftigend, leicht krampflösend, magensaftanregend, milchbildend, psychisch aktivierend.

Verwendung:

Schlaflosigkeit durch überschießende sexuelle Energie.

Milchmangel der Wöchnerin.

Blähungskoliken der Kleinkinder.

Technik:

1. Als Abreibung, Essigbandagen, Kompresse und Hautpinselungen.
2. Als Öl oder Salbe zum Einreiben in Reflexzonen.
3. Zur Nasalen-Reflex-Massage und Öl-Akupressur.

Echtes Kamillenöl

Eine aus den getrockneten Blüten von Matricaria chamomilla durch Wasserdampfdestillation gewonnene klare, tiefdunkelblaue, dicke, cremeartige Flüssigkeit, von süßlich-betäubendem, kräuterartigem Kamillegeruch mit aromatisch bitterem Geschmack, die sich unter Licht- und Sauerstoffeinfluß erst grün und dann braun färbt.

Ausbeute: 0,1–0,4%.

Herkunft: Ägypten, Frankreich, Indien, GUS, Ungarn.

Inhalt: 50% Bisabolol, bis 15% Cham-Azulen. Ferner: Bisabolonoxide, Cadinen, Cumarin, En-In-Dicycloäther, trans-ß-Farnesen, Farnesolid, Geraniol, Herniarin, Matricin, Myrcen, Spathulenol.

Wirkung: Beruhigend, betäubend, blähungstreibend, entspannend, entzündungshemmend, erfrischend, fiebersenkend, gallentreibend, geruchsbekämpfend, granulationsfördernd, harntreibend, kapillarerweiternd, keimtötend, krampflösend, menstruationsfördernd, nervenberuhigend, reizmildernd, schmerzlindernd, schweißtreibend, stimmungsaufhellend, ulkusprotektiv, verdauungsfördernd, wundheilend, wurmabtreibend.

Organbezug: Haut, Schleimhaut.

Verwendung:

Streitsucht, Ärgerlichkeit und Zornausbrüche, Hysterie.

Migräne, Nervosität durch Streß.

Schlaflosigkeit durch unverarbeitete Gefühle.

Augen-Bindehautentzündung, Kopfschmerzen, Lippenbläschen.

Ohrenschmerz, Mandelentzündung, Mundschleimhautentzündung.

Nasen-Nebenhöhlenentzündung, chronischer Schnupfen.

Trigeminusneuralgien, Zahnschmerzen und Zahnfleischentzündung.

Bronchitis, Erkältung, Husten.

Darmgeschwüre, Dysbakterie, Magenschleimhautentzündung.

Magenkrämpfe, Ruhr, Verdauungsbeschwerden.

Gallenblasenentzündung.

Gebärmuttererkrankungen, Wechseljahrbeschwerden.

Nervenschmerzen, Rheumatische Schmerzen, Hämorrhoiden.

Akne, Ekzeme, Nagelbettentzündung, Unterschenkelgeschwüre, Wunden.

Technik:

1. Als Essigabreibungen und Umschläge.

2. Als Öl oder Salbe zum Einreiben in Reflexzonen.

3. Als Badezusatz zu Teil-, Sitz- und Vollbädern.

4. Als Augen-, Nasen-, Ohr- und Scheidenspülungen.

5. Als Essenz zu Einläufen, und zum Gurgeln.

6. Zur Inhalation und Raumverneblung, Bedampfungen.

Eukalyptusöl

Eine durch Wasserdampfdestillation aus Blättern von Eucalyptus globulus gewonnene klare, farblose oder schwach gelbliche oder blaß grünliche Flüssigkeit von erfrischendem, kampferartigem Geruch und würzigem, erst brennenden dann kühlenden, bitterem Geschmack.

Ausbeute: Bis zu 3%.

Herkunft: Australien, China, Portugal, Spanien.

Inhalt: Eukalyptusöl wird in 6 Gruppen eingeteilt.
1. Phellandrenfreie Öle.
2. Hauptsächlich Pinen und Cineol enthaltende Öle.
3. Phellandrenfreie Öle.
4. Öle mit über 40% Cineol ohne Phellandren.
5. Öle, die aus Phellandren und Piperiton bestehen.
6. Öle mit unterschiedlicher Zusammensetzung, ohne Cineol.

Wirkung: Anregend, antriebssteigernd, auswurffördernd, blutungsstillend, blutzuckersenkend, fiebersenkend, steigert die Harnstoffausscheidung, harntreibend, hautreizend, steigert die Herzschlagfolge, hustenreizstillend, insektenvertreibend, leicht krampflösend, parasitenvertreibend, pilzwachstumshemmend, schleimlösend, schmerzlindernd, wundheilend, wurmabtreibend, zusammenziehend.

Organbezug: Atemwege, Harnwege, Haut, Lunge, Pankreas.

Verwendung:

Erschöpfung, Konzentrationsschwäche, Migräne.

Fieber, Masern, Röteln, Scharlach, Erkältung, Grippe, Schnupfen, Nebenhöhlenentzündung, Mandel- und Rachenentzündung.

Asthma, chronische Bronchitis, Emphysem, Husten.

Keuchhusten, Lungen-Tuberkulose.

Cholera, Darmparasiten, Durchfälle, Verdauungsstörungen, Typhus.

Gallensteinschmerzen, Zuckerkrankheit.

Ausfluß, Blasen- und Harnröhrenentzündung, Nierenentzündung.

Rheumatische Muskel- und Gelenkschmerzen, Nervenschmerzen.

Abszesse, Hautausschläge, Verbrennungen, schlecht heilende Wunden.

Technik:
1. Als Kompresse und Essigabreibungen.
2. Als Öl zur Öl-Akupressur.
3. Als Öl zum Einreiben in Reflexzonen und zur Brusteinreibung.
3. Als Badezusatz zu Sitz-, Teil- oder Vollbädern.
4. Als Slipeinlage.
5. Als Essenz zum Gurgeln und zur innerlichen Anwendung.
6. Zur Bedampfung, Inhalation und Raumverneblung.

Fenchelöl

Eine durch Wasserdampfdestillation aus den zerquetschten Früchten von Foeniculum vulgare dulce gewonnene klare, farblose bis schwachgelbliche Flüssigkeit von zuerst süßem, dann bitterem, mentholartigem Geschmack und würzigem, an Anis erinnernden Geruch.

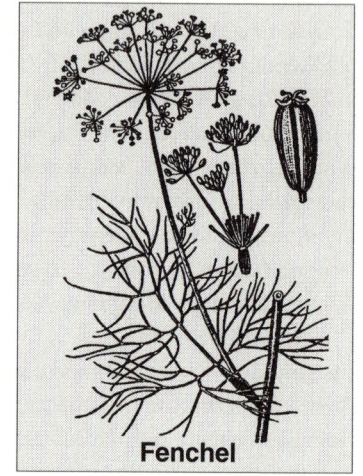

Fenchel

Ausbeute: 4–6%.

Herkunft: Frankreich, Indien, Italien, USA.

Inhalt: Bis 60% Anethol, Anis-aldehyd, Camphen, p-Cymol, Dillapiol, Estragol, Farnesol, Fenchen, Fenchon, Limonen, Methylchavicol, Myrcen, Ocimen, Phellandren, Pinen.

Wirkung: Abführend, auswurffördernd, blähungstreibend, entwässernd, harntreibend, keimtötend, krampflösend, läusevernichtend, menstruationsfördernd, milchbildend, östrogenartig, schleimlösend, wurmabtreibend.

Organbezug: Atemwege, Darm, Leber, Uterus.

Verwendung:

Nervosität und Unruhe bei Kleinkindern. Augen-Bindehautentzündung.

Bronchitis, Erkältungskrankheiten, Halsentzündung. Husten.

Milchmangel bei jungen Müttern, Brustdrüsenentzündung.

Blähungskoliken bei Säuglingen.

Brechreiz, Darmparasiten, Dickdarmentzündung, Verdauungsstörungen.

Gicht, Harn- und Nierensteine. Rückenschmerzen.

Ausbleibende und schmerzhafte Monatsblutung.

Wechseljahrbeschwerden

Technik:

1. Als Essigabreibung und Kompresse zur äußeren Anwendung.

2. Als Öl oder Creme zum Einreiben in Rücken-Reflexzonen.

3. Zu Slipeinlagen.

4. Als Essenz zum Gurgeln.

5. Als Honig, Tinktur und Wein zur innerlichen Anwendung.

Fichtennadelöl

Eine durch Wasserdampfdestillation aus den Nadeln von Pinus sylvestris gewonnene helle Flüssigkeit.

Ausbeute: 0,2%.

Herkunft: China, Frankreich, Schweden, Sibirien.

Inhalt: Pinen, Camphen, Phellandren, Sylvestren. Ferner: Bornylacetat, Kadinen, Pumilon.

Wirkung: Auswurffördernd, beruhigend, durchblutungsfördernd, harntreibend, hautreizend, keimtötend, kräftigend, krampflösend, nebennierenrindenanregend, schleimlösend, schweißhemmend.

Organbezug: Atemwege, Lunge, Nebenniere, Haut.

Verwendung:

Erschöpfungszustände, Nervenschwäche.

Grippe, Nasenneben- und Stirnhöhlenentzündung.

Asthma, Bronchitis, Grippale Infekte, Husten, Lungenentzündung.

Bauchschmerzen, Gallenblasenbeschwerden.

Blasen-, Nieren- und Prostataentzündung, Nierensteine, Ausfluß.

Gicht, Muskelkater, Rachitis, Rheumatische Schmerzen.

Wunde Haut.

Technik:

1. Als Kompresse zur äußeren Anwendung.
2. Als Öl oder Salbe zum äußeren Einreiben in Reflexzonen.
3. Als Badezusatz zu Teil- und Vollbädern.
4. Als Essenz, Sirup und Tinktur zur innerlichen Anwendung.
5. Zur Inhalation, Raumverneblung und Räucherung.

Geranienöl

Eine durch Wasserdampfdestillation der ganzen blühenden Pflanze von Pelargonium odoratissimum oder -graveolens gewonnene farblose bis blaßgrüne oder bräunliche, leichtbewegliche Flüssigkeit von süßem, erfrischendem, angenehmem rosen- bis zitronenähnlichen Geruch, je nach Herkunft unterschiedlicher, teils blumiger Unternote, die an Moschus erinnern kann, und bitterem Geschmack.

Ausbeute: 0,1–0,2%.

Herkunft: Ägypten, Algerien, China, Frankreich, Korsika, Madagaskar, Marokko, Reunion, GUS, Südafrika.

Inhalt: Citral, bis 65% Citronellol, bis 70% Geraniol, Geranylformiat, Geranyltiglinat, Isomenthon, Linalool, Phellandren.

Wirkung: Anregend, beruhigend, blutstillend, blutzuckersenkend, depressionslösend, entzündungshemmend, mild harntreibend, hautreizend, schwach keimtötend, krampflösend, lymphanregend, nervenberuhigend, schwach schmerzlindernd, stärkend, stimmungsaufhellend, wundheilend, wurmabtreibend, zusammenziehend.

Organbezug: Dünndarm, Haut, Gelenke, Leber, Nebennierenrinde, Nerven, Niere, Uterus.

Verwendung:

Angstzustände, Depressionen, Schlaflosigkeit, Schwächezustände.

Augen-Bindehautentzündung, Gesichtsschmerz, Aphthen.

Mandel-, Mund- und Zungenentzündung, Zahnfleischentzündung.

Durchfall, Darm- und Magenschleimhautentzündung, Darmgeschwüre.

Gelbsucht. Zuckerkrankheit.

Harnwegsentzündung, Nierensteinschmerzen.

Ausfluß, Brustdrüsenentzündung, Gefühlskälte.

Menstruationsbeschwerden, Wechseljahrbeschwerden.

Gelenkentzündung, Nervenschmerzen.

Ringelflechte. Akne, Beingeschwüre, Dermatitis, Ekzeme, Furunkulose.

Gürtelrose, Hautpilze, Läusebefall, Verbrennungen, Wunden.

Technik:

1. Als Öl oder Salbe zur äußeren Einreibung in Reflexzonen.

2. Zur Nasalen-Reflexzonen- und Segment-Reflexzonen-Massage.

3. Zur Öl-Akupressur und Kolonmassage.

4. Als Badezusatz zu Teil- oder Vollbädern und Augenbädern.

5. Als Essenz zum Gurgeln und zur innerlichen Anwendung.

6. Zur Inhalation, Raumverneblung und Räucherung.

Gewürznelkenöl

Eine durch Wasserdampfdestillation der an der Luft getrockneten, noch geschlossenen Blütenknospen und anderer Teile von Eugenia caryophyllata gewonnene klare, fast farblose oder gelbliche, an der Luft bräunende Flüssigkeit von brennendem Geschmack und strengem, stark würzigem, kraftvoll warmem Nelkengeruch.

Ausbeute: Bis 15%.

146

Herkunft: Indien, Indonesien, Madagaskar, Sansibar, Sri Lanka, Tansania.

Inhalt: Aceteugenol, Caryophyllen, Coniferylalkohol, bis 90% Eugenol, Furfural, Humulen, Methylalkohol, -salicylat, Pinen, Vanilin.

Wirkung: Anregend, betäubend, blähungswidrig, geruchsbekämpfend, leicht hautreizend, keimtötend, krampflösend, parasitenbekämpfend, pilztötend, örtlich schmerzlindernd, sexuell anregend, verdauungsfördernd, wärmend, wundheilend, wurmabtreibend.

Organbezug: Verdauungstrakt.

Verwendung:

Gedächtnisschwäche. Zahnschmerzen.

Bronchitis, Lungen-Tuberkulose.

Blähungen, Cholera, Darmparasiten, Durchfälle.

Mannesschwäche.

Haut-Tuberkulose, Beingeschwüre, Krätze.

Technik

1. Als Essig-Abreibungen und Kompressen zur äußeren Anwendung.
2. Als Öl oder Salbe zum Einreiben in Reflexzonen.
3. Als Badezusatz zu Fuß-, Hand- und Teilbädern.
4. Als Essenz zu Gurgellösungen und zur innerlichen Anwendung.
5. Zur Raumverneblung und für die Duftlampe.

Jasminöl

Eine durch Enfleurage der Blüten von Jasminum grandiflorum und -sambac gewonnene bernstein- bis kupferfarbene Flüssigkeit von intensiv blumigem, femininem, honigartig-süßem, erotisierendem Geruch mit fruchtig-kräuterartigem Unterton und exotischem Bukett, die in hoher Konzentration betäubend und ekelerregend wirkt.

Ausbeute: 0,18–0,3%.

Herkunft: Ägypten, Algerien, Frankreich, Indien, Marokko, Spanien.

Inhalt: Anthranylsäure-methylester, 65% Benzylacetat, d-Linalool, Linalylacetat, Benzylalkohol, Farnesol, Geraniol, 3% Jasmon, 2,5% Indol, Parakresol.

Wirkung: Anregend, beruhigend, depressionslösend, entspannend, herzwirksam, schwach keimtötend, krampflösend, menstruationsfördernd, milchbildend, schmerzstillend, stimmungshebend, sexuell anregend und wehenanregend. Regt die Phantasie an. Löst seelische Verkrampfungen und erzeugt eine Euphorie.

Organbezug: Limbisches System, Gebärmutter.

Verwendung:
Ängste, Antriebslosigkeit, Depressionen, Schlaflosigkeit.
Atembeschwerden, Bronchitis, Husten, Heiserkeit.
Schmerzhafte Menstruationsbeschwerden, Gefühlskälte.
Mannesschwäche, Prostataentzündung, unwillkürlicher Samenabgang.
Akne, Hautentzündung, Erysipel.

Technik:
1. Als Essigabreibung und Kompresse zur äußeren Anwendung.
2. Als Öl oder Salbe zum Einreiben in Segment-Reflexzonen.
3. Als Badezusatz zu Teil- oder Vollbädern.
4. Zur Inhalation, Raumverneblung, Räucherung und Duftlampe.

Kardamomöl

Eine durch Wasserdampfdestillation aus den Früchten von Ellettaria cardamomum gewonnene klare, fast farblose Flüssigkeit mit aromatischem Geruch und balsamisch-blumiger Unternote. **Ausbeute:** 3–8%.

Herkunft: Ceylon, Guatemala, Indien, Java, Sri Lanka.

Inhalt: Borneol, Campher, 1,8-Cineol, Eukalyptol, Geraniol, Limonen, Linalool, Nerolidol, Terpinylacetat.

Wirkung: Anregend, blutdrucksteigernd, durchwärmend, harntreibend, keimtötend, krampflösend, sexuell anregend.

Organbezug: Verdauungstrakt.

Verwendung:
Auszehrung. Geistige Erschöpfung. Kopfschmerzen. Husten.
Schwangerschaftserbrechen, Sodbrennen, Verdauungsstörungen.
Ischias.

Technik:
1. Als Abreibung und Kompressen zur äußeren Anwendung.
2. Als Öl oder Salbe zum Einreiben in Reflexzonen.
3. Zur Kolonmassage und Baucheinreibung.
4. Als Badezusatz zu Teil- und Vollbädern.
5. Als Essenz zur innerlichen Anwendung.

Korianderöl

Eine durch Wasserdampfdestillation der zerkleinerten und getrockneten reifen Früchte von Coriandrum sativum gewonnene farblose Flüssigkeit mit würzigem, leicht süßlichem, typischem Geruch mit eigener Originalität, der leicht an Orange erinnert.

Ausbeute: 0,8–2%.

Herkunft: Ägypten, China, Frankreich, Indien, Italien, Marokko, GUS, Tunesien.

Inhalt: Borneol, Cineol, p-Cymen, Cymol, Geraniol, Isoborneol, Campher, Koriandrol 90%, Limonen, (+)-Linalool, Pinen, Phellandren, Terpinen.

Wirkung: Anregend, appetitanregend, blähungswidrig, depressionslösend, schwach krampflösend, magenstärkend, pilztötend, schweißtreibend, sexuell anregend, verdauungsfördernd, wärmend.

Organbezug: Verdauungstrakt.

Verwendung:

Erschöpfungszustände, nervöse Schwäche.
Appetitlosigkeit, Blähungen, Magenkrämpfe, Verdauungsbeschwerden.
Gicht, Rheumatische Schmerzen. Hautgeschwüre.

Technik:

1. Als Auflage und Kompresse zur äußerlichen Anwendung.
2. Als Liniment, Öl oder Salbe zum Einreiben in Reflexzonen.
3. Als Essenz oder Tinktur zur innerlichen Anwendung.

Krauseminzöl

Eine durch Wasserdampfdestillation der oberirdischen Teile der Pflanze Mentha spicata gewonnene farblose bis grünlichgelbe Flüssigkeit mit einem charakteristischen, durchdringenden, anhaftenden Geruch und Geschmack. Das Öl wird durch Alter und Stehenlassen an der Luft dicker und dunkler.

Ausbeute: 0,6–3,0%.

Herkunft: Brasilien, China, Japan, USA.

Inhalt: 35–60% L-Carvon, Caryophyllen, Cineol, Cymol, 6-Hydroxy-carvon, Jasmon, Limonen, Menthofuran, Phellandren, Pinen.

Wirkung: Appetitanregend, auswurffördernd, blähungstreibend, durchblutungsfördernd, fiebersenkend, gallenflußfördernd, keimtötend, krampflösend, leberwirksam, nervenstärkend, schleimlösend, schmerz-lindernd, schweißtreibend, verdauungsfördernd.

Organbezug: Atemwege, Gallenblase, Schleimhäute.

Verwendung:

Geistige Erschöpfung. Erkältungen, Grippe.

Mund- und Zahnfleischentzündung, Magenschmerzen.

Chronische Gallenblasenentzündung.

Nervenschmerzen, Rheumatische Schmerzen.

Technik:

1. Als Essig-Abreibung und Kompresse zur äußeren Anwendung.
2. Als Lotion, Öl oder Salbe zum Einreiben in Reflexzonen.
3. Als Badezusatz zu Sitz-, Teil- oder Vollbädern.
4. Als Essenz oder Tinktur zur innerlichen Anwendung.
5. Zum Gurgeln oder als Mandelpinselung.
6. Zur Inhalation, Raumverneblung und Räucherung.

Kümmelöl

Eine durch Wasserdampfdestillation aus den kurz vor der Vollreife geernteten Früchten von Carum carvi gewonnene klare, farblose, allmählich gelb werdende ätherische Flüssigkeit von starkwürzigem typischem Kümmelgeruch und würzig-beißendem Geschmack.

Ausbeute: etwa 3–7%.

Herkunft: Algerien, Frankreich, USA.

Inhalt: Careol, Carven, bis 65% D-Carvon, Carvenol, Dihydrocarvon-ol, Dihydropropinol, bis 30% (+)Limonen, Perillaalkohol.

Wirkung: Anregend, appetitanregend, blähungswidrig, lokal durch-blutungsfördernd, gallensaftanregend, Erhöhung der Gallensäurenmen-ge, hautreizend, krampflösend, menstruationsfördernd, verdauungsför-dernd, wärmend, wurmabtötend.

Organbezug: Gallenblase, Leber, Verdauungstrakt.

Verwendung:
Blähungskoliken bei Säuglingen.
Darmkoliken, Eingeweidewürmer,
Magenkrämpfe.
Schmerzhafte Monatsblutung junger
Mädchen.
Muskelschmerzen, Rheumatische
Gelenkschmerzen.
Technik:
1. Als Abreibung zur äußeren Anwendung.
2. Als Öl zum Einreiben in Reflexzonen.
3. Zur Kolonmassage und Baucheinreibung.
4. Als Essenz zur innerlichen Anwendung.

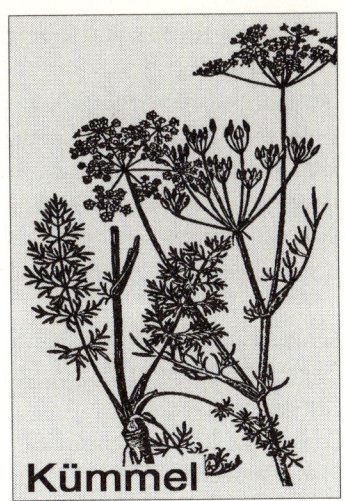

Kümmel

Lavendelöl

Eine durch Wasserdampfdestillation der ganzen blühenden Pflanze von Lavendula officinalis oder vera gewonnene klare bis leicht gelbliche, leichtbewegliche Flüssigkeit von frischem, intensiv blumigen Duft mit leichter narkotischer Wirkung und mildem, jedoch bitterem Geschmack. Sie kann auch aus den Blüten durch Extraktion mit Petroläther und anschließender Reinigung durch Umlösung in Alkohol gewonnen werden. Das Öl aus Lavendula hybrida ist wesentlich schlechter.

Ausbeute: 1–3%.

Herkunft: Frankreich, Großbritannien, Italien, Spanien, GUS.

Inhalt: Bis 4,5% Borneol, Bornylacetat, Campher, Cineol, Furfurol, etwa 1% Cumarine, Geraniol, Iso-Borneol, bis 50% Linalylacetat, bis 40% Linalool, Nerol, Ocimen, Pinen.

Wirkung: Beruhigend, betäubend, blutdrucksenkend, depressionslösend, entspannend, entzündungshemmend, erfrischend, galletreibend, geruchsbekämpfend, harntreibend, hautreizend, herzstärkend, keimtötend, krampflösend, magensaftanregend, menstruationsfördernd, schmerzlindernd, schweißtreibend, verdauungsfördernd, wundheilend, wurmabtreibend, zusammenziehend. Entspannt die Wahrnehmung. Wirkt auf schnell wechselnde Stimmungen.

Organbezug: Haut, Herz, Magen, Milz.
Verwendung:
Unruhezustände, Schlafstörungen durch zu viele Eindrücke mit zu großer Müdigkeit, um einschlafen zu können. Depressionen, Epilepsie, Fieber, Hysterie. Nervöse Spannungen.
Kopfschmerzen. Migräne, Ohnmacht, Reizbarkeit.
Sonnenstich, Zerebrospinale Erregungen.
Augen-Bindehautentzündung, Grippe, Ohrenschmerzen.
Diphtherie, Kehlkopfentzündung, Mandelentzündung.
Asthma, akute Bronchitis, Keuchhusten, Lungen-Tuberkulose.
Bluthochdruck, Durchblutungsstörungen.
Bauchkrämpfe, Durchfälle, Typhus, Übelkeit, Verdauungsstörungen.

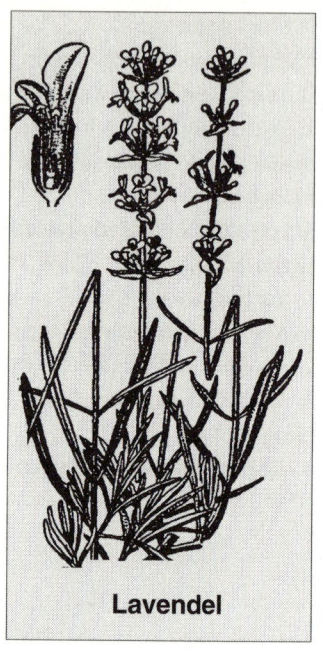

Lavendel

Gallensteinschmerzen. Blasenentzündung.
Ausfluß, Menstruationsbeschwerden, Aussetzen der Regelblutung.
Rheumatische Schmerzen, Muskelschmerzen, Nervenschmerzen.
Abszesse, Akne, Brandwunden, Hautentzündung, Furunkel.
Schuppenflechte, Insektenstiche: besonders Läuse.
Verbrennungen, Verrenkung, Verstauchungen, Zerrungen.
Wunden, auch brandige Wunden.

Technik
1. Als Abreibung und Kompresse zur äußeren Anwendung.
2. Als Öl oder Salbe zum Einreiben in Reflexzonen.
3. Als Badezusatz zu Teil- oder Vollbädern.
4. Zur Scheidenspülung und Slipeinlage.
5. Als Essenz zur innerlichen Anwendung.
6. Zum Gurgeln oder als Mandelpinselung.
7. Zur Inhalation und Verneblung.

Majoranöl

Durch Wasserdampfdestillation aus der frischen blühenden Pflanze von Origanum majorana oder Majorana hortensis gewonnene gelbe oder grünlichgelbe Flüssigkeit mit angenehm würzigem, an Kardamom erinnerndem Geruch und charakteristisch würzig, leicht brennendem Geschmack.

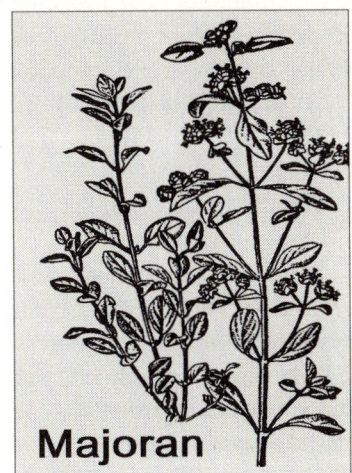

Ausbeute: 0,85–3%.

Herkunft: Ägypten, Indien, Bosnien.

Inhalt: 20% Geraniol, Eugenol, Linalool, Origanol, Pinen, Sabinen, etwa 40% cis-Sabinenhydrat. 25% Terpinen, 27% Terpineol, Rosmarinsäure.

Wirkung: Beruhigend, blutdrucksenkend, entspannend, keimtötend, krampflösend, menstruationsfördernd, schleimhautschützend, schleimlösend, schmerzlindernd, schweißtreibend, sexuell dämpfend, stärkend, wärmend, wundheilend.

Organbezug: Herz, Darm.

Verwendung:

Angstzustände, Hysterie, nervöse Spannungen, Schlaflosigkeit.

Kopfschmerzen, Migräne.

Erkältungen, Grippe, Stirnhöhlenentzündung.

Asthma, Bronchitis, Husten. Bluthochdruck.

Durchfälle, Darmkrämpfe, Verdauungsstörungen, Verstopfung.

Ausfluß, Menstruationsbeschwerden, Nymphomanie.

Gelenkrheumatismus, Gicht, Muskelkrämpfe, Muskelrheumatismus.

Prellungen, Verstauchungen, Zerrungen.

Technik:

1. Als Kompressen zur äußeren Anwendung.

2. Als Lotion oder Salbe zum Einreiben in Reflexzonen.

3. Zu Nasen- und Scheidenspülungen.

4. Als Essenz zur innerlichen Anwendung.

5. Zur Inhalation und Vernebelung.

Melissenöl

Eine durch Wasserdampfdestillation und nachfolgender Kohobation aus der frischblühenden Pflanze von Melissa officinalis oder auch durch Extraktion mit nachfolgender Wasserdampfdestillation gewonnene farblose, klare, zitronenartig riechende Flüssigkeit.

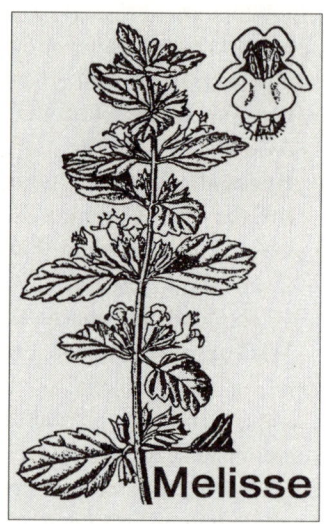

Ausbeute: Bis 0,4% (Blätter).

Herkunft: Frankreich, Indien, Italien, Spanien.

Inhalt: Citral, Citronellal, Citronellol, Geraniol, 14% Linalool.

Wirkung: Appetitanregend, belebend, schwach beruhigend, blähungswidrig, blutdrucksenkend, depressionslösend, entspannend, erfrischend, fiebersenkend, gallensekretionsfördernd, hautreizend, herzwirksam, keimtötend, kräftigend, leicht krampflösend, menstruationsfördernd, nervenwirksam, pulszahlsenkend, schlaffördernd, schmerzlindernd, schweißtreibend, wurmabtreibend.

Organbezug: Blutgefäße, Galle, Gebärmutter, Herz, Hypophyse.

Verwendung:

Schlafstörungen infolge unverarbeiteter Kontaktschwierigkeiten.

Depressionen, Fieber, Migräne, Schwindelgefühl, nervöse Spannungen, Nervös bedingte Kopfschmerzen, Wetterfühligkeit.

Asthma, Bronchitis, Bluthochdruck, Nervöse Herzschmerzen.

Erbrechen, Magenkrämpfe, Ruhr, Übelkeit, Verdauungsstörungen.

Menstruationsbeschwerden, Unfruchtbarkeit.

Rheumatische Schmerzen. Hautentzündungen, Herpes, Insektenstiche.

Technik:

1. Als Auflage oder Kompresse zur äußeren Anwendung.

2. Als Öl oder Salbe zum Einreiben in Reflexzonen und die Brust.

3. Als Badezusatz zu Teil- oder Vollbädern.

4. Als Essenz, Tinktur zur innerlichen Anwendung.

5. Zur Inhalation. Zur Raumverneblung und Räucherung.

Minzöl

Eine durch Wasserdampfdestillation aus dem blühenden Kraut verschiedener Mentha-arvensis-Arten gewonnene farblose oder leicht gelbliche Flüssigkeit mit frischem charakteristischem mentholartigem Geruch und brennendem, scharf aromatischem Geschmack.

Ausbeute: bis 0,85%.

Herkunft: China, Italien.

Inhalt: Caren, Citronellol, bis 90% Menthol, Isomenthon, Pulegon, bis 31,5% Menthon, Menthylacetat, Silvestren.

Wirkung: Bronchialschleimlösend, kühlend, wundheilend.

Organbezug: Schleimhäute.

Verwendung:

Bronchitis, Erkältungen und grippale Infekte.

Verdauungsbeschwerden.

Muskelschmerzen. Eiternde Wunden.

Technik:

1. Als Essigabreibung und Kompresse zur äußeren Anwendung.
2. Als Liniment, Lotion oder Salbe zum Einreiben in Reflexzonen.
3. Als Badezusatz zu Teil- oder Vollbäder, Hand- und Fußbädern.
4. Als Essenz, Tinktur zur innerlichen Anwendung.

Muskatellersalbeiöl

Eine durch Wasserdampfdestillation der blühenden Pflanze Salvia sclarea gewonnene farblose, klare Flüssigkeit von frischem, süßem, blumig-lavendelartigem Geruch, mit Bergamotteinschlag.

Ausbeute: 0,08–0,1%.

Herkunft: Algerien, Italien, Südfrankreich.

Inhalt: Borneol, Cedren, Cymol, Geraniol, bis 70% Linalylacetat, Linalylformiat, Limonen, Linalool, Myrcen, Nerolidol, Nerol, Ocimen, Pinene, Sclareol, Terpen.

Wirkung: Abwehrstärkend, anregend, auswurffördernd, blutdrucksenkend, depressionslösend, entspannend, entzündungshemmend, euphorisierend, hautreizend, keimtötend, krampflösend, menstruationsfördernd, nervenberuhigend, schweißhemmend, sexuell anregend, uteruswirksam, verdauungsfördernd, zusammenziehend.

Organbezug: Blutgefäße, Milz.
Verwendung:
Depressionen, Hysterie. Hals- und Mandelentzündung.
Asthma, Bronchitis, Tuberkulose, Keuchhusten.
Blähungen, Darmkrämpfe, Verdauungsstörungen.
Nierenerkrankungen.
Ausfluß, Mannesschwäche, Monatsblutungsbeschwerden.
Furunkel, Hautgeschwüre, Insektenstiche.
Technik:
1. Als Kompresse zur äußeren Anwendung.
2. Als Öl oder Salbe zum Einreiben in Reflexzonen.
3. Als Essenz, Tinktur zur innerlichen Anwendung.
4. Zum Gurgeln und zur Mandelpinselung.
5. Zur Raumaromatisierung in der Aroma-Lampe.

Myrrhenöl

Eine durch Extraktion des Resinoids aus Resina Myrrhae commiphorae abyssinica gewonnene und durch Wasserdampfdestillation gereinigte rötlich-braune sirupartige ölige Flüssigkeit von würzig-süßem weihrauchähnlichem Geruch mit modrig balsamischer Note.
Ausbeute: 8%.
Herkunft: Arabien, Äthiopien.
Inhalt: Eugenol, Limonen, Myrrhosäure, Pinen, Zimtaldehyd.
Wirkung: Anregend, auswurffördernd, balsamisch, beruhigend, blutreinigend, entzündungshemmend, keimtötend, kühlend, menstruationsfördernd, pilztötend, schleimhautschützend, schleimlösend, uterusaktiv, wundheilungsfördernd, zusammenziehend.
Organbezug: Gebärmutter, Lunge, Mundschleimhaut.
Verwendung:
Diphtherie, Hals-, Mundhöhlen- und Zahnfleischentzündung. Soor.
Bronchitis, Husten, Lungen-Tuberkulose.
Appetitlosigkeit, Durchfall, Verdauungsstörungen.
Ausbleibende Periode, eitriger Ausfluß, Scheidenentzündung.
Aphten, Hämorrhoiden, Hautgeschwüre, schlecht heilende Wunden.
Technik:
1. Als Essigabreibung und Kompressen zur äußeren Anwendung.
2. Als Öl oder Salbe zum Einreiben in Reflexzonen und Brust.

3. Zur Vaginalspülung und Slipeinlage.
4. Als Essenz zur innerlichen Anwendung oder zum Gurgeln.
5. Zur Inhalation. Zur Raumverneblung und Räucherung.
6. Zur Raumaromatisierung mit der Aromalampe.

Orangenblütenöl

Eine durch Wasserdampfdestillation oder Enfleurage aus den weißen Blüten der Bitterorange Citrus aurantium ssp. aurantium Bigardia gewonnene klare, blaßgelbe bis leicht orangerote, leichtbewegliche Flüssigkeit von eigenartigem, erfrischend süß-blumigem femininem Duft und bitterem Geschmack.

Ausbeute: 0,08–0,2%.

Herkunft: Ägypten, Algerien, China, Frankreich: Provence, Indien, Marokko, Sizilien, Spanien, Südafrika.

Inhalt: Farnesol, Geraniol, Indol, Linalool, Nerol, Nerolidol, Nerylacetat, Ocimen.

Wirkung: Beruhigend, depressionslösend, entspannend, hauterneuernd, herzschlagberuhigend, leicht hypnotisch, krampflösend, sexuell erregend, stimmungsaufhellend, verdauungsfördernd, wundheilend.

Organbezug: Haut, Herz.

Verwendung:
Angstzustände, Depressionen, Hysterie, Panik, Schockzustände,
Kopfschmerzen, Schlaflosigkeit, nervöse Spannungen, Herzklopfen.
Blähungskoliken bei Kindern, Chronischer Durchfall.
Akne, Hautentzündung.

Technik:
1. Als Kompressen zur äußeren Anwendung.
2. Als Öl zum Einreiben in Reflexzonen und zur Bauchmassage.
3. Zur Nasalen-Reflex-Massage, Saug-Massage und Öl-Akupressur.
4. Als Essenz zur innerlichen Anwendung.
5. Zur Inhalation. Zur Raumverneblung und Räucherung.

Orangenschalenöl

Eine durch Auspressen der Schalen reifer Früchte von Citrus sinensis gewonnene intensiv gelbe bis dunkelorange, klare Flüssigkeit von charakteristischem fruchtig-süßem Geruch nach Orangen.

Ausbeute: 0,3–2,0%.

Herkunft: Brasilien, China, Israel, Italien, Spanien, Südafrika, USA.

Inhalt: Citral, Citronellal, Decanal, Dodecanal, Geraniol, 90% Limonen, Linalool, Myrcen, Octanal, Terpineol.

Wirkung: Beruhigend, blutdrucksenkend, durchblutungsfördernd, erfrischend, fiebersenkend, gallenflußanregend, harmonisierend, hauterneuernd, psychisch harmonisierend, schlaffördernd, stoffwechselanregend.

Organbezug: Haut, Schleimhäute, Verdauungstrakt.

Verwendung:

Nervöse Erschöpfung, Fieber, Schlaflosigkeit. Zahnfleischentzündung.

Chronische Bronchitis, Husten. Herzschmerzen.

Chronischer Durchfall, Magenschmerzen. Muskelschmerzen.

Hauterkrankungen, Orangenhaut.

Technik:

1. Als Kompresse und Pinselung zur äußeren Anwendung.
2. Als Öl oder Salbe zum Einreiben in Reflexzonen.
3. Als Badezusatz zu Teil- oder Vollbädern.
4. Als Essenz zur innerlichen Anwendung und zum Gurgeln.
5. Zur Inhalation und Raumverneblung.

Patchouliöl

Eine durch Wasserdampfdestillation der fermentierten Blätter von Pogostemon patchouli gewonnene gelbliche bis dunkelbraune, sirupdicke Flüssigkeit mit einem süßfruchtigen, lange anhaftenden, aufdringlichen Duft mit orientalisch holzig-balsamischer Note.

Ausbeute: 1–4%.

Herkunft: China, Indien, Java, Madagaskar, Singapur.

Inhalt: Azulen, Benzaldehyd, Cadinen, Epiguaipyridin, Eugenol, Guajen, Humulen, Ketone und Epoxide. 50% Patchoulialkohol, -campher, -pyridin, Zimtaldehyd.

Wirkung: Anregend, beruhigend, blutstillend, depressionslösend, entzündungshemmend, fiebersenkend, hautregenerierend, hautreizend, insektenvertreibend, keimtötend, nervenberuhigend, pilztötend, sexuell anregend, stimmungsaufhellend, wundheilend, zusammenziehend.

Organbezug: Haut, Leber.

Verwendung:

Angstzustände, Depressionen, Nervosität, Schwächegefühl.

Durchfall, Verstopfung.

Nervenschmerzen.

Akne, Hautgeschwüre, Pilzbefall, schlecht heilende Wunden.

Technik:

1. Als Kompressen und Essig-Abreibungen zur äußeren Anwendung.
2. Als Öl oder Salbe zum Einreiben in Reflexzonen.
3. Als Essenz, Tinktur zur innerlichen Anwendung.
4. Zur Inhalation, Verneblung und Räucherung.

Pfefferminzöl

Eine durch Wasserdampfdestillation aus dem frischen blühenden Kraut von Mentha piperita gewonnene farblose bis schwach gelbliche Flüssigkeit, erfrischend riechend mit brennendem Geschmack.

Ausbeute: 0,3–3%.

Herkunft: Ägypten, China, Frankreich, Indien, Japan, Spanien, GUS, Ungarn, USA.

Inhalt: Cineol, Isomenthol, Jasmon, Limonen, Menthofuran, Menthol, bis 30% Menthon, Pinen, Piperiton, Pulegon.

Wirkung: Anregend, entzündungshemmend, erfrischend, fiebersenkend, erhöht die Gallensäuremenge, galletreibend, gefäßverengend, herzwirksam, krampflösend, kühlend, menstruationsfördernd, muskelentkrampfend, schleimlösend, schmerzlindernd, schweißtreibend, wurmabtreibend, zusammenziehend.

Organbezug: Magen, Darm, Gallenblase, Harnleiter.

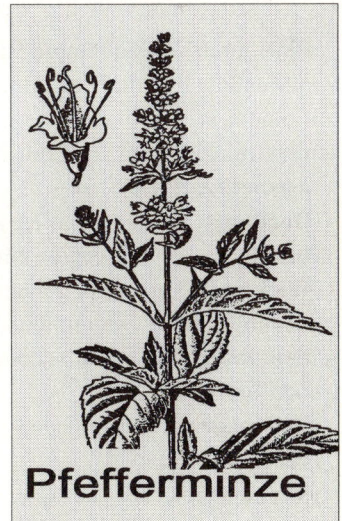

Pfefferminze

Verwendung:

Hysterie, geistige Erschöpfung, Nervosität, Schock.

Fieberzustände, Kopfschmerzen, Migräne, Ohnmacht, Schwindel.

Erkältungen, Grippe, Mandelentzündung, Nasennebenhöhlenentzündung.

Zahnfleischentzündung, Zahnschmerzen.

Asthma, Bronchitis, trockener Husten, Lungen-Tuberkulose.

Herzklopfen. Durchfall, Erbrechen,

Gallensteinbeschwerden, Koliken.

Magenschmerzen, -schleimhautentzündung, Verdauungsstörungen.

Brustentzündung während der Stillzeit, Menstruationsbeschwerden.

Gelenkschmerzen, Muskelrheuma, Nervenschmerzen.

Akne, Hautentzündung, Hautreizung, Haut- und Nagelpilze. Juckreiz.

Technik:

1. Als Abreibung und Wickel zur äußeren Anwendung.

2. Als Öl zum Einreiben in Reflexzonen und Ganzkörpermassage.

3. Zur Schröpfmassage in Reflexzonen am Rücken.

4. Zur Akupunktmassage, Fußreflexzonen- und Ohrreflex-Massage.

5. Als Zusatz zu Teil- oder Voll- und Wechselbädern.

6. Als Essenz zur innerlichen Anwendung.

7. Zum Gurgeln, Mandelpinselung oder als Zahnfleischmassage.

Poleiminzöl

Eine durch Wasserdampfdestillation aus dem frischen blühenden Kraut von Mentha pulegium gewonnene klare, hell- bis rötlichgelbe Flüssigkeit mit einem ins bläuliche oder grünliche gehenden Schein, stark aromatischem, minzartigem Duft mit herber Note und bitterem Geschmack.

Ausbeute: Bis 2%.

Herkunft: Italien, Spanien.

Inhalt: bis 96% Pulegon, Menthol, Menthon, Piperiton.

Wirkung: Anregend, fiebersenkend, galletreibend, harntreibend, insektenabweisend, keimtötend, krampflösend, menstruationsfördernd, schleimlösend, schwach schmerzlindernd, schweißtreibend, uterusaktiv, wehenfördernd.

Organbezug: Galle, Gebärmutter.

Verwendung:

Hysterie, Ohnmacht.

Erkältung, Stomatitis, Kopf- und Zahnschmerzen.

Asthma, Bronchitis, Husten, Keuchhusten.

Erbrechen. Magenschmerzen, gastrische Atonie, Verdauungsstörungen.

Gallensteinerkrankung, Gelbsucht.

Ausfluß, Menstruationsbeschwerden, Gicht, Nervenschmerzen.

Juckreiz, Prellungen, eitrige Wunden, Wassereinlagerungen.

Technik:

1. Als Essig-Abreibung und Kompresse zur äußeren Anwendung.
2. Als Salbe zum Einreiben in Reflexzonen.
3. Als Badezusatz zu Teil- oder Vollbädern.
4. Als Essenz, Tinktur zur innerlichen Anwendung.

Römisches Kamillenöl

Eine durch Wasserdampfdestillation aus der ganzen frischen Pflanze oder den Blüten von Anthemis nobilis gewonnene helle, klare bis hellblaue Flüssigkeit, die bei längerem Stehen allmählich in grün- bis gelbbraun übergeht, von kräftigem, frisch süßem, kräuterartigem Geruch mit fruchtiger Note.

Ausbeute: 0,4–1,7%.

Herkunft: Bulgarien, Frankreich, Marokko, Ungarn.

Inhalt: Angelikabuttersäure, Anthemen, Anethomol, Bisabolol, n-Butylalkohol, Chamazulen, Cuminaldehyd, Dicycloäther, Epinobilin, Isoamylalkohol, Nobilin.

Wirkung: Anregend, bakterientötend, beruhigend, entzündungshemmend, fiebersenkend, galleausschüttend, hauterneuernd, krampflösend, menstruationsfördernd, reizmildernd, schmerzlindernd, wurmabtreibend.

Organbezug: Magen, Darm, Schleimhäute.

Verwendung:

Schlaflosigkeit, Mittelohrentzündung, Zahnfleischentzündung.

Erkältung, Mandelentzündung, Nasennebenhöhlenentzündung.

Bronchitis, Keuchhusten.

Darmgeschwüre, Magenschleimhautentzündung, Verdauungsbeschwerden.

Eingeweidewürmer.

Hämorrhoiden, Verbrennungen.

Technik:

1. Als Kompressen oder Umschläge.
2. Als Öl oder Salbe zum Einreiben in Reflexzonen.
3. Zur Schröpf-, Nasalen-Reflex- und Fußreflexzonen-Massage.

4. Zur Kolonmassage und zu Einläufen.
5. Als Badezusatz zu Teil-, Sitz- oder Vollbädern.
6. Zu Augen-, Mund-, Ohr- Scheiden- und Wundspülungen.
7. Als Essenz zur innerlichen Anwendung, Pinselungen und Gurgeln.

Rosenöl

Eine durch Wasserdampfdestillation aus den frischen Blüten von Rosa centifolia, -damascena und -gallica gewonnene gelbliche bis orange-grüne, nach Rosen riechende, scharf schmeckende Flüssigkeit, die beim Abkühlen unter 25° C Kristalle ausscheidet und ab 14° C zu einem Kristallbrei erstarrt und sich in qualitativer und quantitativer Hinsicht durch seinen Duftgehalt auszeichnet.

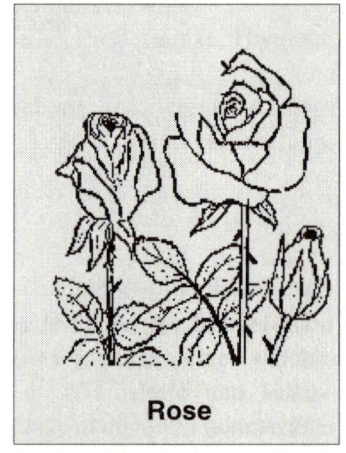

Rose

Ausbeute: 0,02%.

Herkunft: Bulgarien, Frankreich, Marokko, Türkei.

Inhalt: Citral, Citronellol, Eugenol, Farnesol, Geraniol, Linaldol, Linalylacetat, Linalool, Nerol, Phenyläthylalkohol.

Wirkung: Anregend, abführend, beruhigend, betäubend, blutstillend, depressionslösend, entzündungshemmend, fiebersenkend, gallenflußfördernd, gefäßverengend, herzstärkend, krampflösend, menstruationsregulierend, sexuell anregend, stimmungserhellend, wundheilend, zusammenziehend.

Organbezug: Gebärmutter, Haut, Herz.

Verwendung:

Depressionen, Migräne, Schlaflosigkeit, nervöse Spannungen, Trauer.

Kopfschmerzen.

Augen-Bindehautentzündung.

Zahnfleischentzündung.

Erbrechen, Übelkeit, Verstopfung, Gallensteinschmerzen.

Ausfluß, Gebärmuttererkrankungen, Menstruationsbeschwerden.

Mannesschwäche.

Ekzeme, Gürtelrose, Herpes.

Technik

1. Als Kompresse und Waschungen zur äußeren Anwendung.
2. Als Öl oder Salbe zum Einreiben in Reflexzonen.
3. Als Badezusatz zu Teil- oder Vollbädern, auch Augenbädern.
4. Zur Inhalation. Zur Raumverneblung und Räucherung.

Rosmarinöl

Eine farblose bis gelbliche, durch Wasserdampfdestillation aus der frischen Pflanze nach der Blüte von Rosmarinus officinalis gewonnene Flüssigkeit von herbem, eukalyptusartigem Geruch und bitteraromatischem, etwas kühlendem Geschmack, die in 3 Chemotypen, dem Eucalyptol-, Campher-Borneol- und Pinen-Verbenon-Typ im Handel vorkommt.

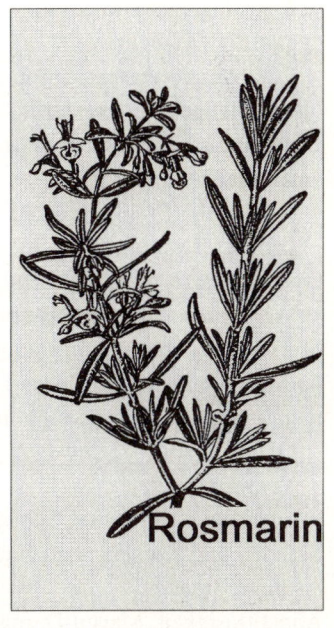

Ausbeute: Bis 2,5%.

Herkunft: Frankreich, Kroatien, Spanien. Tunesien.

Inhalt: Borneol, Bornylacetat, dl-Camphen, Campher, Cineol, Dipenten, Rosmarinsäure.

Wirkung: Anregend, blutdrucksteigernd, blutzuckersenkend, durchblutungsfördernd, gallenflußanregend, harntreibend, hautreizend, herzstärkend, hustenreizstillend, krampflösend, menstruationsanregend, mottenvertreibend, schmerzlösend, schweißtreibend, wundheilend, zusammenziehend.

Organbezug: Atemwege, Galle, Herz, Leber, Verdauungstrakt.

Verwendung:

Epilepsie, geistige Erschöpfung, Kopfschmerzen, Migräne.

Erkältung, Grippe, Nasennebenhöhlen- und Stirnhöhlenentzündung.

Asthma, Bronchitis, Husten, Keuchhusten.

Darmkrämpfe, Durchfälle, Verdauungsstörungen.

Gallensteinschmerzen, Gelbsucht, Leberschrumpfung.

Arterienverkalkung, Hypercholesterinämie, niedriger Blutdruck.
Gelenkentzündung, Gicht, Rheumatische Schmerzen.
Insektenbefall (besonders Läuse), Verbrennungen.

Technik:
1. Als Essig-Abreibung und Kompresse zur äußeren Anwendung.
2. Als Öl oder Salbe zum Einreiben in Reflexzonen.
3. Zur Kolon-Massage.
4. Als Badezusatz zu Teil- oder Vollbädern.
5. Als Essenz, Tinktur zur innerlichen Anwendung.

Salbeiöl

Eine durch Wasserdampfdestillation der frischen Pflanze von Salvia officinalis gewonnene farblose bis gelblichgrüne Flüssigkeit von aromatisch-eigenartigem Geruch und bitter-aromatischem Geschmack.

Ausbeute: 1,5–2,5%.

Herkunft: Frankreich, Spanien.

Inhalt: Borneol, Bornylacetat, Camphen, Campher, Cavacrol, Cineol, Cymol, Eucalyptol, 60% Thujon, Thymol.

Wirkung: Auswurffördernd, bakterienhemmend, blutdrucksteigernd, blutstillend, entzündungshemmend, fiebersenkend, gefäßtonussteigernd, harntreibend, krampflösend, menstruationsanregend, milchflußhemmend, pilztötend, schweißhemmend, zusammenziehend.

Organbezug: Atemwege, Schleimhäute, Schweißdrüsen.

Verwendung:
Erschöpfung, Nervosität, Schwächezustände. Grippe.
Mandel- und Rachenentzündung, Zahnfleischentzündung.
Asthma, Bronchitis.
Appetitlosigkeit, Magen-Darmkatarrhe, Durchfall.
Rheumatische Schmerzen.
Eitrige Wunden, Frostbeulen, Nachtschweiß.

Technik:
1. Als Auflage und Kompresse zur äußeren Anwendung.
2. Als Salbe zum Einreiben in Reflexzonen.
3. Als Badezusatz zu Teil- oder Vollbädern.
4. Als Essenz, Tinktur zur innerlichen Anwendung.
5. Zum Gurgeln oder als Mandelpinselung. Zur Zahnfleischmassage.

Sandelholzöl

Eine durch Wasserdampfdestillation aus dem Holz von Santalum album gewonnene ölige Flüssigkeit von blasser, grünlich-gelber Farbe und harzig-süßem Duft, einer orientalischen Note und bitterem Geschmack.

Ausbeute: 5%. 20 kg frisches Holz ergibt 1 l Öl.

Herkunft: Australien, Indien: Mysore, Indonesien.

Inhalt: Santen, Santalal, 90% Santalol, Santalen, Santenol, Santenon, Borneol.

Wirkung: Anregend, auswurffördernd, beruhigend, depressionslösend, entspannend, entzündungshemmend, hautreizend, harntreibend, keimtötend, phantasieanregend, schleimlösend, sexuell anregend, stimmungserhellend, verdauungsfördernd, zusammenziehend.

Organbezug: Bronchien, Uterus.

Verwendung:

Depressionen, Schlaflosigkeit, nervöse Spannungen.

Hals- und Kehlkopfentzündung.

Schnupfen. Bronchitis, Husten, Lungen-Tuberkulose.

Darminfektionen, Durchfall, Schluckauf, Brechreiz.

Blasen- und Harnröhrenentzündung. Gefühlskälte, Mannesschwäche.

Akne, Furunkel, Hautentzündung.

Technik:

1. Als Abreibung und Kompresse zur äußeren Anwendung.
2. Als Öl oder Salbe zum Einreiben in Reflexzonen.
3. Als Badezusatz zu Teil- oder Vollbädern.
4. Als Essenz zur innerlichen Anwendung.
5. Zur Inhalation. Zur Raumverneblung und Räucherung.

Schafgarbenöl

Eine durch Wasserdampfdestillation aus dem frischen Kraut bzw. den Blüten von Achillea millefolium gewonnene, bisweilen in der Kälte halbfeste, tiefdunkelblaue Flüssigkeit mit kräftig aromatischem Geruch.

Ausbeute: Bis 0,25%.

Herkunft: Frankreich, Italien.

Inhalt: Azulenogen, Chamazulen, Isoartemisiaketon, Sabinen, Cineol, Pinen.

Wirkung: Anregend, entzündungshemmend, keimtötend, fiebersenkend, leicht krampflösend, magenstärkend.

Organbezug: Uterus, Verdauungstrakt.

Verwendung:

Chronische Magenschleimhautentzündung, Verdauungsstörungen.

Menstruationsstörungen mit Kreuzschmerzen. Scheidenentzündung.

Fieber, Gicht, Rheumatische Schmerzen.

Hämorrhoidalblutungen, Hauterkrankungen.

Technik:

1. Zu Einreibungen in die Rücken-Reflexzonen.
2. Zur Kolon-Massage und Öl-Akupressur.
3. Zur innerliche Einnahme als Tinktur.
4. Als Teil- und Sitzbad sowie Hand- und Fußbad.

Thymianöl

Eine durch Wasserdampfdestillation aus der Pflanze des Thymus vulgaris gewonnene dunkelbraune Flüssigkeit von intensivem Geruch nach Thymian und scharfem, beißendem Geschmack. Man unterscheidet einen Thymol-, Carvacrol- und Citraltyp.

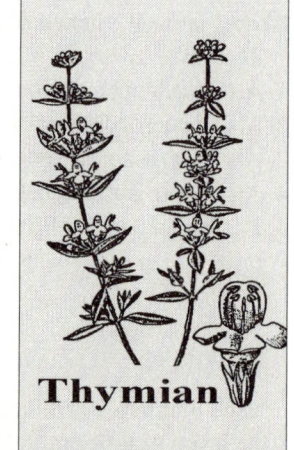

Ausbeute: 0,7–3,0%.

Herkunft: Frankreich, Spanien.

Inhalt: Borneol, Bornylacetat, 20% Carvarol, Caryophyllen, 1,8-Cineol, Cymen, 21% Cymol, Pinen, Pitral, bis 68% Thymol.

Wirkung: Anregend, antiasthmatisch, auswurffördernd, bakterienhemmend, betäubend, blutdruckerhöhend, harntreibend, herzstärkend, hustenreizdämpfend, keimtötend, krampflösend, magenstärkend, menstruationsfördernd, schleimlösend, schweißtreibend, sexuell erregend, wundheilend, wurmabtreibend.

Organbezug: Hustenzentrum.

Verwendung:

Nervosität. Schlafstörung durch zuviel Nachdenken.

Mandelentzündung, Mundschleimhaut- und Zahnfleischentzündung.

166

Asthma, Bronchitis, Keuchhusten, Lungen-Tuberkulose.
Kreislaufstörungen.
Darminfektionen, Eingeweidewürmer, Magenschleimhautreizung.
Blasenentzündung. Rheumatische Gelenkschmerzen.
Akne, Herpes, Insektenstiche.

Technik:
1. Als Kompresse zur äußeren Anwendung.
2. Als Öl oder Salbe zum Einreiben in Reflexzonen.
3. Als Badezusatz zu Teil- oder Vollbädern.
4. Als Essenz, Tinktur zur innerlichen Anwendung.
5. Zum Gurgeln oder als Mandelpinselung.
6. Zur Inhalation, Verneblung und Räucherung.

Wacholderbeerenöl

Eine durch Destillation der Beeren von Juniperus communis gewonnene farblose oder blaßgrüne Flüssigkeit mit einem an Terpentin erinnernden, eigenartigen Geruch und balsamischem, brennendem, etwas bitterem Geschmack.

Ausbeute: Bis 3% in unreifen Früchten.

Herkunft: Frankreich, Italien, Ungarn, USA.

Inhalt: Cadinen, Camphen, Cymol, Junen, Juniperin, Juniperol, Limonen, 9% Myrcen, Phellandren, bis 30% Pinen, 8% Sabinen, Terpinen, Terpinolen, Thujon.

Wirkung: Abführend, anregend, appetitanregend, belebend, blähungswidrig, blutreinigend, durchblutungsfördernd, entspannend, erfrischend, giftausscheidend, harnsäurelösend, schwach harntreibend, hautreizend, keimtötend, magenstärkend, menstruationsfördernd, schweißtreibend, schlaffördernd, sexuell anregend, verdauungsfördernd, zusammenziehend.

Organbezug: Haut, Nieren.

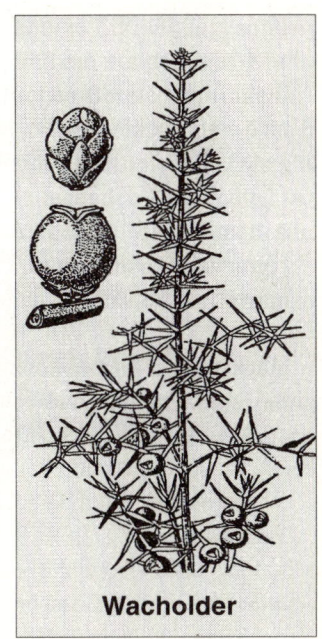

Wacholder

Verwendung:
Epilepsie, Ängste, Nervosität. Eitrige Bindehautentzündung.
Bronchitis, Erkältungskrankheiten, Lungen-Tuberkulose.
Darminfektionen, Magenschleimhautentzündung, Verdauungsstörungen.
Zuckerkrankheit.
Blasenerkrankungen, Harn- und Nierensteine, chron. Nierenentzündung.
Gicht, Parästhesien, Rheumatische Schmerzen der Gelenke.
Ausfluß, Monatsblutungsbeschwerden. Arterienverkalkung.
Dermatitis, Ekzeme, Flechten und Krätzmilbe, Hämorrhoiden,
Hautgeschwüre, Orangenhaut, Schuppenflechte, Verletzungen,
Wassereinlagerungen, Wunden.

Technik:
1. Als Abreibung und Kompressen zur äußerlichen Anwendung.
2. Als Öl oder Salbe zum Einreiben in Reflexzonen.
3. Als Badezusatz zu Teil- oder Vollbädern, Fuß- und Handbäder.
4. Als Essenz zum Gurgeln oder als Mandelpinselung.
5. Zur Inhalation. Zur Raumverneblung und Räucherung.

Ysopöl

Eine durch Wasserdampfdestillation aus der frischen Pflanze mit Blüten von Hysopus officinalis gewonnene klare, helle Flüssigkeit von angenehm aromatisch süßwürzigem, kampferartigem Geruch mit holziger Note.

Ausbeute: bis 0,3% (frisch), bis 0,9% (getrocknet).

Herkunft: Deutschland, Frankreich, Kroatien, Spanien.

Inhalt: Camphen, Cineol, 50% Pinocamphen, -camphenol, 14% Pinen.

Wirkung: Anregend, auswurffördernd, beruhigend, blutdrucksteigernd, entzündungshemmend, fiebersenkend, harntreibend, herzstärkend, krampflösend, menstruationsfördernd, schleimlösend, schweißtreibend, wurmabtreibend.

Organbezug: Atemwege, Lunge, Haut, rote Blutkörperchen.

Verwendung:
Mittelohr- und Nebenhöhlenentzündung, Hals- und Mandelentzündung.
Asthma, Bronchitis, Heuschnupfen, Husten.
Keuchhusten, Lungen-Tuberkulose.

Bluthochdruck, Niedriger Blutdruck, Durchblutungsstörungen.

Appetitlosigkeit, Verdauungsstörungen.

Nierengrieß und Harnsteine.

Ausbleibende Monatsblutung, Ausfluß.

Rheumatische Schmerzen.

Ekzeme, Geschwüre, Hautentzündung.

Technik:

1. Als Kompresse, Essigbandagen bzw. Pinselungen und Waschungen.

2. Als Öl oder Salbe zum Einreiben in Reflexzonen.

3. Als Badezusatz zu Teil- oder Vollbäder.

4. Als Essenz zum Gurgeln und zur innerlichen Anwendung.

5. Zur Inhalation, Raumverneblung und Räucherung.

Zedernholzöl

Eine durch Wasserdampfdestillation aus dem Abfallholz der Bleistift-herstellung von Juniperus virginiana, -ashei oder -monosperma gewonne-ne farblose, leicht viskose, manchmal mit Kampferkristallen durchsetzte ölige Flüssigkeit mit mild-harmonischem, lange anhaftendem, balsa-misch-holzigem Geruch mit süßlicher Note.

Ausbeute: bis 4,5%.

Herkunft: Algerien, Südfrankreich, USA: Florida.

Inhalt: Cedranol, etwa 80% Cedren, Cedrol, Cedrylacetat, Cuparen, Pseudocedrol, Thujopsen, Widorol.

Wirkung: Anregend, auswurffördernd, beruhigend, durchblutungsför-dernd, entzündungshemmend, hautreizend, insektenvertreibend, kräfti-gend, nervenberuhigend.

Organbezug: Bronchialschleimhaut, Haut.

Verwendung:

Nervosität, Atemwegsinfektionen, Lungenentzündung.

Harnwegsinfektion, Nervenschmerzen.

Hautentzündung, Hautjucken, Seborrhoe.

Technik:

1. Als Essig-Abreibung und Kompresse zur äußeren Anwendung.

2. Als Öl oder Salbe zum Einreiben in Reflexzonen.

3. Als Badezusatz zu Teil- oder Vollbädern.

4. Als Essenz zur innerlichen Einnahme.

Zimtrindenöl

Eine durch Wasserdampfdestillation aus der Rinde von Cinnamomum ceylonicum gewonnene klare hellgelbe Flüssigkeit mit starkem, warmem, süßaromatischem, würzigsamtenem Zimtgeruch und aromatischem, dann brennend scharfem Geschmack.

Ausbeute: bis 1,2%.

Herkunft: Komoren, Indien, Madagaskar, Philippinen, Sri Lanka.

Inhalt: Benzaldehyd, ß-Caryophyllen, Cuminaldehyd, Cymol, 10% Eugenol, Furfurol, Hydrozimtaldehyd, Linalool, Phellandren, Pinen, bis 70% Zimtaldehyd, Zimtsäure.

Wirkung: Anregend, blutstillend, durchblutungsfördernd, durchwärmend, entzündungshemmend, erhöht die Körperabwehr, herz- und kreislaufanregend, keimtötend, krampflösend, menstruationsfördernd, schmerzlindernd, pilzwachstumshemmend, wurmabtreibend, zusammenziehend. Inspiriert eine archetypische Bilderwelt der Seele und regt zu Tagträumen an. Erotisch sanft stimulierend.

Organbezug: Verdauungstrakt.

Verwendung:

Schwächezustände. Zahnfleischbluten, Grippe und Grippale Infekte. Darminfektionen, Magen- und Darmkrämpfe, Verdauungsstörungen. Wurmerkrankungen.

Muskelschmerzen, Rheumatische Schmerzen.

Technik:

1. Als Kompresse oder Pinselung zur äußeren Anwendung.
2. Als Öl oder Salbe zum Einreiben in Reflexzonen.
3. Als Essenz zur innerlichen Anwendung und Mund-Spülungen.

Zitronenöl

Durch kalte Auspressung der frischen Fruchtschalen von Citrus medica limonum gewonnene hellgelbe bis grünliche Flüssigkeit von reinem, frischem, kräftigem Zitronengeruch mit zuerst mild-würzigem, dann schwach bitterem Geschmack.

Ausbeute: 0,6–1,5%.

Herkunft: Brasilien, Indien, Israel, Süditalien, Sizilien.

Inhalt: Bisabolen, Camphen, Citral, Citronellal, 90% Limonen, Linalalacetat, Methylheptenon, Phellandren, ß-Pinen, -Terpineol.

Wirkung: Abwehrsteigernd, anregend, antibakteriell, blutdrucksenkend, blutstillend, entschlackend, erfrischend, fiebersenkend, auswurffördernd, hautreizend, herzstärkend, keimtötend, nervenstärkend, schleimlösend, pilzabtötend.

Organbezug: Schleimhäute.

Verwendung:

Fieber, Grippale Infekte, Halsschmerzen, Mandelentzündung.

Verdauungsbeschwerden, Galle- und Lebererkrankungen.

Harnleiterentzündung. Gicht, Rheumatische Schmerzen.

Arteriosklerose, Blutarmut, Krampfadern, Venenentzündung.

Warzen, eitrige Wunden.

Technik:

1. Als Öl zum Einreiben in Reflexzonen und zur Hautpinselung.
2. Als Badezusatz zu Teil- oder Vollbädern.
3. Als Gurgel-Essenz und zur innerlichen Anwendung.
4. Zur Inhalation und Raumverneblung.
5. Zur Raumaromatisierung in der Aroma-Lampe.

Zypressenöl

Eine durch Wasserdampfdestillation der Blätter von Cupressus sempervirens gewonnene gelbliche, angenehm frisch nach Fichten oder Zypresse riechende Flüssigkeit, welche nach dem Verdunsten einen deutlichen ambraähnlichen Geruch hinterläßt.

Ausbeute: 0,2–1,5%.

Herkunft: Algerien, Frankreich, Iran, Libanon.

Inhalt: d-Camphen, Caren, Cymen, p-Cymol, Fenchen, Furfurol, Pinen, Sabinol, Silvestren, Terpineol.

Wirkung: Antirheumatisch, auswurffördernd, entspannend, harntreibend, konzentrationsstärkend, krampflösend, schweißhemmend, venenstärkend, zusammenziehend.

Organbezug: Bronchien.

Verwendung:

Nervöse Spannung. Grippe, Schnupfen, Stimmverlust,

Zahnfleischentzündung.

Asthma, Bronchitis, Husten, Keuchhusten. Lungenüberblähung.
Durchfälle, Ruhr.
Bettnässen, Menstruationsbeschwerden, Wechseljahrbeschwerden.
Rheumatische Schmerzen.
Cellulitis, Hämorrhoiden, Krampfadern.

Technik:

1. Als Abreibung und Kompresse zur äußerlichen Anwendung.

2. Als Öl oder Salbe zum Einreiben in Reflexzonen.

3. Zur Nasalen-Reflex-Massage und Öl-Akupressur.

4. Als Badezusatz zu Sitz- oder Teilbädern.

Die seltener verwendeten Öle

Alantöl

Eine durch Wasserdampfdestillation der Wurzeln von Inula helenium gewonnene farblose Flüssigkeit von anhaftendem holzigem Geruch.

Herkunft: Deutschland, Ungarn .

Inhalt: Alantolacton, Isoalantolacton, Elemen, Alantolsäure.

Wirkung: Gallensaftanregend, harntreibend, hustenreizdämpfend, krampflösend, wurmabtreibend.

Verwendung:
Bronchitis, Keuchhusten.
Verdauungsbeschwerden.
Harnwegsinfekte.

Arnikawurzelöl

Eine durch Wasserdampfdestillation aus den Blüten von Arnica montana gewonnene butterartig-feste, rotgelbe, aromatisch duftende und würzig schmeckende Masse.

Herkunft: Deutschland, Frankreich, Italien

Inhalt: Azulen.

Wirkung: Anregend, bakterientötend, entzündungshemmend, harntreibend, krampflösend, örtlich leicht reizend, wundheilungsfördernd, schwach wurmabtreibend.

Verwendung:
Gehirnerschütterung.
Asthma, Lungenentzündung.
Niedriger Blutdruck.
Nagelbettvereiterung.
Rheumatische Schmerzen.
Prellung, Schnittwunden.

Baldrianöl

Eine durch Wasserdampfdestillation aus den Wurzeln von Valeriana officinalis gewonnene Flüssigkeit.

Herkunft: Deutschland, Mexico.

Inhalt: l-Borneol, Camphen, Cymol, Fenchen, 10% Isovaleriansäuree-ster, Limonen, Valen.

Wirkung: Beruhigend, leicht betäubend, krampflösend, schlafför-dernd, verdauungsfördernd.

Verwendung

Schlaflosigkeit, Epilepsie.

Darm- und Magenkrämpfe.

Bayöl

Eine durch Wasserdampfdestillation aus Blättern von Pimenta racemo-sa gewonnene helle Flüssigkeit von würzigem, balsamisch-süßem Geruch mit Nelkennote, die bei längerem Stehen an der Luft braun wird.

Herkunft: Westindische Inseln.

Inhalt: Chavicol, Cineol, Citral, Eugenol, Furfurol, Nerol, Geraniol, Limonen, Methyleugenol, Myrcen, Phellandren.

Wirkung: Anregend, blutdrucksteigernd, durchblutungsfördernd, in-sektenvertreibend, keimhemmend, pilzhemmend, schmerzlindernd, stoffwechselanregend.

Verwendung:

Erschöpfung.

Darminfektionen.

Durchblutungsstörungen.

Seborrhoe.

Beifußöl

Eine durch Wasserdampfdestillation aus dem gesamten Kraut von Arte-misia vulgaris gewonnene klare Flüssigkeit von krautig-würzigem Geruch.

Herkunft: Algerien, Kroatien, Marokko.

Inhalt: Amyrin, Cineol, Fernenol, Pinen, Thujon.

Wirkung: Anregend, antirheumatisch, auswurffördernd, fiebersen-kend, gallensafttreibend, leicht krampflösend, menstruationsfördernd, verdauungsfördernd, wurmabtreibend, zusammenziehend.

Verwendung:

Epilepsie, Hysterie.

Nervenschwäche.

Lungenentzündung.

Verdauungsbeschwerden.

Benzoeharzöl

Ein durch Destillation aus dem Harz von Styrax-Arten gewonnenes sirupartig-dickflüssiges Ätherisches Öl, das an Vanille erinnert.

Herkunft: Laos, Sumatra, Thailand.

Inhalt: Benzoesäureester, Vanillin.

Wirkung: Beruhigend, entzündungshemmend, hustenreizlindernd, keimtötend, krampflösend, kreislaufanregend, schleimlösend, stimulierend, wundheilend.

Verwendung:

Erschöpfungszustände.

Grippe.

Asthma, Bronchitis, Husten.

Harnwegsinfekte.

Rheumatische Schmerzen.

Ekzeme, Geschwüre.

Bohnenkrautöl

Eine durch Wasserdampfdestillation aus dem frischen blühenden Kraut von Satureja hortensis gewonnene farblose, leichtbewegliche Flüssigkeit von kräftig-aromatisch-würzigem, lederartigem Geruch und beißend scharfem Geschmack.

Herkunft: Frankreich, Spanien.

Inhalt: Borneol, Carvacrol, Carvon, p-Cymen, Cymol, Dipenten, Linalool, Menthon, bis 30% Phenol, Thymol.

Wirkung: Antiasthmatisch, blähungswidrig, entspannend, keimtötend, krampflösend, pilztötend, schleimlösend, das Sexualzentrum aktivierend, verdauungsfördernd, wundheilend, wurmtreibend.

Verwendung:

Geistige Abgeschlagenheit.

Halsschmerzen.

Asthma, Bronchitis.

Darminfektionen.

Darmparasiten: Würmer

Mannesschwäche.

Canangaöl

Eine durch Wasserdampfdestillation der ganzen Pflanze von Cananga odorata gewonnene farblose Flüssigkeit von süß-blumigem, narkotischem Geruch.

Herkunft: Komoren, Madagaskar, Philippinen.

Inhalt: Caryophyllen, Humulen, Farnesen, Farnesol, Geraniol, Linalool.

Wirkung: Beruhigend, blutdrucksenkend, herzfrequenzsenkend, sexuell anregend, traumerzeugend.

Verwendung:

Nervöse Spannungen.

Schlaflosigkeit, Bluthochdruck.

Darminfektionen.

Menstruationsbeschwerden.

Mannesschwäche.

Cascarillaöl

Eine durch Wasserdampfdestillation der Rinde von Croton eluteria gewonnene Flüssigkeit.

Herkunft: Bahamas, Cuba.

Inhalt: Cymol, Eugenol.

Wirkung: Blähungswidrig, durchblutungsfördernd, entzündungshemmend, verdauungsfördernd, wundheilend.

Verwendung:

Schlecht heilende Wunden.

Cassiaöl: Zimtblütenöl

Eine durch Wasserdampfdestillation der Blätter und Zweige von Cinnamomum Cassia gewonnene, nach Zimt riechende Flüssigkeit.

Herkunft: China, Formosa.

Inhalt: 75–90% Zimtaldehyd, Salicylaldehyd, Benzaldehyd, Benzoe-, Salyzyl- und Zimtsäure.

Wirkung: Anregend, hautreizend, verdauungsfördernd.

Verwendung:

Erkältung.

Darmkrämpfe.

Verdauungsbeschwerden.

Cistrosenöl

Eine durch Wasserdampfdestillation aus Cistus labdaniferus gewonnene Flüssigkeit.

Herkunft: Frankreich, Portugal, Spanien.

Inhalt: Eugenol, Ledol.

Wirkung: Hauterneuernd, keimtötend, krampflösend, menstruationsfördernd, wundheilend, zusammenziehend.

Verwendung:

Lymphdrüsenschwellung.

Akne, Wunden.

Citronellaöl

Eine durch Wasserdampfdestillation aus dem Kraut von Cymbopogon winterianus Jawitt oder nardus gewonnene farblose bis gelbliche Flüssigkeit von zitronenähnlichem Geruch mit blumiger Unternote und angenehm aromatischem, später brennend-bitterem Geschmack,

Herkunft: Brasilien, China, Guatemala, Kolumbien, Sri Lanka, Taiwan.

Inhalt: Borneol, Cadinen, Citral, Citronellal, 10–15% Citronellol, Citronellylacetat, Dipenten, Eugenol, 80% Geraniol, Rosenoxid, Nerol.

Wirkung: Anregend, blutreinigend, erfrischend, insektenvertreibend, keimtötend, pilztötend.

Verwendung:

Antriebslosigkeit,

Abgeschlagenheit, Lebensunlust.

Kopfschmerz.

Grippe, Stirnhöhlenkatarrh.

Asthma bronchiale.

Costuswurzelöl

Eine durch Wasserdampfdestillation der Wurzeln von Saussurea lappa clarke gewonnene klare ätherische Flüssigkeit.

Herkunft: China, Indien.

Inhalt: Costuslacton, Saurin, Saussurealacton,

Wirkung: Anregend, antirheumatisch, blutungsstillend, fiebersenkend.

Verwendung:
Antriebsschwäche.
Rheumatische Schmerzen.

Cuminöl

Eine durch Wasserdampfdestillation der Samen von Cuminum Cymi-
num gewonnene klare Flüssigkeit mit aromatisch-kümmelartigem Ge-
ruch.
Herkunft: Indien, USA.
Inhalt: Cuminol, Cymol, Eugenol, Phellandren.
Wirkung: Antirheumatisch, appetitanregend, krampflösend, verdau-
ungsfördernd.
Verwendung:
Antriebsschwäche.
Menstruationsbeschwerden.
Rheumatische Schmerzen.

Edeltannennadelöl

Eine durch Wasserdampfdestillation aus frischen Nadeln von Abies
alba gewonnene klare, farblose Flüssigkeit von intensivem eigenartigem
Geruch.
Herkunft: Frankreich, Sibirien.
Inhalt: Bornylacetat, $\alpha+\beta$-Pinen, Limonen.
Wirkung: Durchblutungsfördernd, hustenreizlindernd, kräftigend,
keimtötend, schleimlösend.
Verwendung:
Erkältungskrankheiten.
Asthma, Bronchitis.
Rheumatische Schmerzen.

Eisenkrautöl

Eine durch Wasserdampfdestillation von Lippia citriodora und Cymbo-
pogon citratus gewonnene farblose Flüssigkeit von zitronenähnlichem
Geruch.
Herkunft: Frankreich, Kroatien.

Inhalt: Citral, Citronello, Linalol.

Wirkung: Anregend, harntreibend.

Verwendung:

Antriebsschwäche.

Erkältungskrankheiten.

Estragonöl

Eine durch Wasserdampfdestillation aus dem frischen Kraut von Artemisia dracunculus gewonnene farblose bis grünliche Flüssigkeit von eigentümlichem, anisähnlichem Geruch und kräftig-aromatischem, aber nicht süßem Geschmack.

Herkunft: Italien, Südfrankreich.

Inhalt: Anissäure, bis 60% Estragol, Linalylacetat, p-Methoxyzimtaldehyd, Methylchavicol, Ocimen, Phellandren.

Wirkung: Anregend, durchblutungsfördernd, keimtötend, krampflösend, menstruationsfördernd, stimulierend, wurmabtreibend.

Verwendung:

Neurovegetative Dystonie.

Grippale Infekte.

Magen- und Verdauungsbeschwerden.

Darmparasiten.

Menstruationsbeschwerden.

Rheumatische Schmerzen.

Galgantöl

Eine durch Wasserdampfdestillation aus der Wurzel von Alpinia officinalis gewonnene ätherische Flüssigkeit.

Herkunft: China, Indien, Thailand.

Inhalt: Cadinen, Cineol, Eugenol, Eucalyptol.

Wirkung: Menstruationsfördernd, stimulierend, verdauungsfördernd.

Verwendung:

Menstruationsbeschwerden.

Wechseljahrbeschwerden.

Ginsteröl

Eine durch Alkoholextraktion der Blüten von Spartium junceum gewonnene hellklare Flüssigkeit.
Herkunft: Deutschland.
Inhalt: Amyrin.
Wirkung: Abführend, depressionslösend, menstruationsfördernd, stimmungsaufhellend, uteruswirksam.
Verwendung:
Menstruationsbeschwerden.

Heiligenkrautöl

Eine durch Wasserdampfdestillation aus dem kurz vor der Blüte stehenden frischen Kraut von Santolina chamoecyparissus gewonnene grünlichgelbe oder orange-gelbe bis dunkelbraune Flüssigkeit mit Wermutgeruch.
Herkunft: Frankreich.
Inhalt: Santolinenon.
Wirkung: Antiparasitär, anregend, krampflösend, menstruationsfördernd, wurmabtreibend.
Verwendung:
Wurmabtreibend: besonders auf Spul- und Madenwürmer.

Honigöl

Das durch den alkoholischen Auszug der Waben des Bienenstockes gewonnene Ätherische Öl.
Herkunft: Frankreich.
Inhalt: Hentriakontan, Hepta-, Nona-, Pentakosan.
Wirkung: Beruhigend.
Verwendung:
Nervosität, Schlafstörungen.
Blasenerkrankungen.
Schlecht heilende Wunden.

Hopfenöl

Eine durch Wasserdampfdestillation der blühenden weiblichen Drüsenschuppen von Humulus lupulus gewonnene Flüssigkeit von frisch-würzig-aromatischem, balsamischem Geruch.

Herkunft: Deutschland.

Inhalt: Bis 40% Humulen, Dipenten, Farnesen, Geraniol, Linalylisononylat, Luparenol.

Wirkung: Beruhigend, magenberuhigend, schlaffördernd, wundheilend.

Verwendung:
Migräne, Schlafstörungen.
Menstruationsbeschwerden.
Eiternde Wunden.

Hyacinthenöl

Eine durch Extraktion aus den Blüten von Hyacinthus orientalis gewonnene Flüssigkeit von intensiv sinnlichem, süßem, blumigem, wohligem Duft und narkotischer Intensität.

Herkunft: Frankreich, Holland.

Inhalt: Benzyl- und Zimtalkohol.

Wirkung: Beruhigend, entspannend, sexuell anregend.

Verwendung:
Depressionen, Nervosität.

Ingweröl

Ein durch Wasserdampfdestillation aus dem getrockneten Wurzelstock von Zingiber officinale gewonnenes grünlichgelbes, leicht dickflüssiges Öl von aromatischem, nicht sehr kräftigem, aber anhaftendem, süßlich-erfrischendem Ingwergeruch.

Herkunft: Sri Lanka.

Inhalt: Citral, Citronellal, Limonen, Nerolidol, Vanillylaceton, 45% Zingiberen, Bisabolen, Sesquiphellandren, Curcumen.

Wirkung: Anregend, appetitanregend, durchwärmend, fiebersenkend, keimtötend, magenstärkend, schmerzlindernd, verdauungsfördernd.

Verwendung:
Bindehautentzündung.

Mandelentzündung.
Appetitlosigkeit, Verdauungsstörungen.
Reisekrankheiten.
Mannesschwäche.

Kalmusöl

Eine durch Wasserdampfdestillation aus dem frischen Wurzelstock von Acorus calamus gewonnene leichtbewegliche Flüssigkeit von schwerem, erdig-wurzelartigem, leicht süß-aromatischem Geruch mit bitterer Beinote.
Herkunft: Indien, Korea, GUS.
Inhalt: Asaron, Kampfer, Kampfen, Pinen.
Wirkung: Appetitanregend, magensaftanregend.
Verwendung:
Verdauungsstörungen.
Lebererkrankungen.

Kampferöl

Eine durch Wasserdampfdestillation von Holz- und Wurzelstücken 30–40jähriger Bäume von Cinnamomum camphora gewonnene dunkelgelbe bis braune Flüssigkeit, die nach dem Abfiltrieren des Kampfers übrig bleibt und die in 3 Sorten, dem Kampferrohöl, dem Kampferweißöl und dem Kampferrotöl verkauft wird.
Herkunft: Formosa.
Inhalt: Kampfer, Pinen, Safrol.
Wirkung: Blutstillend, fiebersenkend, gallenblasenerschlaffend, gefäßerweiternd, insektenvertreibend, milchsekretionshemmend, pilztötend, schmerzlindernd, sexuell dämpfend, stimmungserhellend, wurmabtreibend, zusammenziehend.
Verwendung:
Fieber.
Kollapszustände, niedriger Blutdruck.
Bronchitis, Grippe, Lungenentzündung, Lungen-Tuberkulose, Brustfellentzündung.
Herzinsuffizienz, Herzmuskelentzündung. Herzneurose.
Darmkoliken, Durchfälle.

Wurmabtreibend auf Ascariden.

Furunkel, Geschwüre.

Technik:
1. Als Kompresse zur äußeren Anwendung.
2. Als Salbe zum Einreiben.
3. Als Badezusatz zu Teil- oder Vollbädern.
4. Als Essenz, Tinktur zur innerlichen Anwendung.
5. Zum Gurgeln oder als Mandelpinselung.
6. Zur Inhalation, Raumverneblung und Räucherung.

Karottensamenöl

Eine durch Wasserdampfdestillation aus den zerkleinerten Früchten von Daucus carota gewonnene gelb-rötliche ölige Flüssigkeit, mit angenehm möhrenähnlichem, würzigem, erdigem, stark haftendem Geruch mit etwas säuerlicher Note.

Herkunft: Deutschland, Frankreich, Marokko, Ungarn, GUS.

Inhalt: Bisabolen, Caryophyllen, p-Cymol, p-Cymen, Geraniol, Geranylacetat, Carvon, Carotal, Carotol, Daucol, Limonen, Menthol, Pulegon.

Wirkung: Hautverbessernd.

Verwendung:

Furunkulose.

Latschenkiefernöl

Eine durch Wasserdampfdestillation aus Nadeln und Zweigspitzen von Pinus mugho gewonnene farblose bis schwach gelbliche Flüssigkeit mit angenehm aromatischem Geruch und aromatischem, später bitterscharfem Geschmack.

Herkunft: Frankreich, Kanada, Östereich.

Inhalt: Bornylacetat, Cadinen, Phelandren, Pinen.

Wirkung: Keimtötend.

Verwendung:

Neuralgien.

Asthma, Bronchitis, Pneumonie.

Lemongrassöl, ostindisches

Eine durch Wasserdampfdestillation der Blätter von Cymbopogon flexuosus gewonnene rötlichgelbe bis braunrote, leichtbewegliche Flüssigkeit von intensiv zitronenartigem Geruch und Geschmack.

Herkunft: China.

Inhalt: 70–85% Citral, Citronellal, n-Decylaldehyd, Dipenten, Farnesol, Geraniol, Limonen, Linalool, Methylheptenol, Methylheptenon, Myrcen, Nerol.

Wirkung: Blähungswidrig, blutreinigend, nervenberuhigend, schmerzlindernd, verdauungsfördernd.

Verwendung:

Kopfschmerzen, Migräne.

Nervosität.

Schnupfen, Stirnhöhlenvereiterung. Zahnschmerzen.

Verdauungsstörungen.

Bindegewebsschwäche.

Liebstöcklöl

Eine durch Wasserdampfdestillation aus den Wurzeln von Levisticum officinalis gewonnene Flüssigkeit.

Herkunft: Frankreich.

Inhalt: Bergapten, Carvacrol, Carveol, Eugenol, d-Terpineol.

Wirkung: Harntreibend, verdauungsfördernd, wurmabtreibend.

Verwendung:

Magenübersäuerung.

Gallenerkrankungen.

Lebererkrankungen.

Limettenöl

Das durch Auspressen der Schalen von Citrus aurantifolia Swingle gewonnene Ätherische Öl.

Herkunft: Italien, Tahiti.

Wirkung: Antibakteriell, hautreinigend, nervenstärkend.

Verwendung:

Erkältung.

Bronchitis, Husten.

Lorbeerblätteröl

Eine durch Wasserdampfdestillation aus den Blättern von Laurus nobilis gewonnene hellgelbe Flüssigkeit von kampferartigem, süßlichem Geruch.

Herkunft: Frankreich, Italien.

Inhalt: 50% Cineol, Pinen, Geraniol, Eugenol, l-Linalool, Phellandren, Terpineol, Aceteugenol, 3% Methyleugenol.

Wirkung: Durchwärmend, leicht euphorisierend, keimtötend, zusammenziehend.

Vorsicht: Das Öl kann allergische Kontaktekzeme hervorrufen, mit örtlich begrenzter Rötung, Schwellungen, Blasen- und Schuppenbildung und Juckreiz.

Verwendung:
Darmkrämpfe,
Verdauungsstörungen.
Rheumatische Schmerzen.
Juckende Hautausschläge, Hautpilz, gegen Krätzmilben und Läuse.

Mandarinenöl

Eine durch maschinelles kaltes Auspressen der äußeren Fruchtschalen von Citrus madurensis gewonnene gelbliche Flüssigkeit mit leicht bläulicher Fluoreszenz und charakteristisch kräftigem, typisch süß-blumigem Geruch nach Mandarinen.

Herkunft: Argentinien, Brasilien, Italien, Spanien.

Inhalt: Limonen, Linalool, Ocimen, Sabinenhydrat, Thymol.

Wirkung: Antidepressiv, belebend, desinfizierend, erfrischend, stimmungserhellend.

Verwendung:
Erschöpfungszustände.
Nervöse Spannungen.
Ekzem.

Muskatnußöl

Eine durch Wasserdampfdestillation der Nußkerne von Myristica nucifera gewonnene dünne, im frischen Zustand farblose oder schwachgelbe, später verdickende Flüssigkeit von charakteristischem, anfangs mildem Geruch nach Muskat und später scharfem Geschmack.

Herkunft: Sri Lanka, Java.

Inhalt: Borneol, 60–80% d-Camphen, p-Cymol, Dipenten, Elemicin, Eugenol, Geraniol, Isoeugenol, Limonen, Linalool, Myristicin, Myristicinsäure, Pinen, Sabinen,Terpineol, Vanillin.

Wirkung: Blähungstreibend, keimvernichtend, kreislaufanregend, schmerzlindernd, verdauungsfördernd.

Nebenwirkung: In höheren Dosen Delirium, halluzinogen und krampferzeugend.

Verwendung:
Schwächezustände.
Darminfektionen, Verdauungsbeschwerden.
Gallenschmerzen.

Myrtenöl

Eine durch Wasserdampfdestillation aus den Blüten und Zweigspitzen von Myrtus communis gewonnene klare Flüssigkeit von eigenwilligem Geruch mit leichter Kampfernote.

Herkunft: Marokko.

Inhalt: Pinen, Cineol, Myrtenol, Geraniol, Nerol.

Wirkung: Antirheumatisch entzündungshemmend, hustenreizlindernd, schmerzlindernd, zusammenziehend.

Verwendung:
Parodontose.
Zahnschmerzen.
Chronische Bronchitis.
Lungentuberkulose.
Keuchhusten.
Ausfluß, Blasenentzündung.

Origanoöl

Eine durch Wasserdampfdestillation der frischen blühenden Pflanze von Oreganum vulgare gewonnene farblose bis braune, leichtbewegliche Flüssigkeit.

Herkunft: Italien, Spanien.

Inhalt: Carvacrol, 6% Thymol, Pinen, p-Cymol, Bornylacetat.

Wirkung: Antibakteriell, beruhigend, keimtötend, menstruationsfördernd, schmerzlindernd, schweißtreibend.
Verwendung:
Asthma, Bronchitis, Husten.
Rheumatische Schmerzen.
Menstruationsbeschwerden.

Palmarosaöl

Eine durch Wasserdampfdestillation aus den Blüten von Cymbopogon Martini gewonnene farblose bis hellgelbe Flüssigkeit von süß-rosenähnlichem Geruch, der nach Maiglöckchen nachduftet.
Herkunft: Indien.
Inhalt: Bis 90% Geraniol, bis 12% Geranylacetat, Citral, Isovaleraldehyd, Humulen, Farnesol, Ocimen, d-Linalool.
Wirkung: Beruhigend, blutdrucksenkend, sexuell anregend.
Verwendung:
Depression, Nervosität.
Schlaflosigkeit.
Nervenschmerzen.

Pampelmusenöl

Eine durch Pressung der Schalen reifer Früchte von Citrus paradisi (Citrus decumana) gewonnene helle durchsichtige Flüssigkeit von angenehm frischem, bitterem typischem Duft.
Herkunft: Israel, USA.
Inhalt: 90% Limonen, Pinen, Linalool, Citral, Nonanol, Methylanthranilat.
Wirkung: Bakterienvernichtend, blutreinigend, erfrischend, hautreizend, zusammenziehend.
Verwendung:
Erschöpfungszustände.
Durchfall.
Magenverstimmung.

Petersiliensamenöl

Eine durch Wasserdampfdestillation aus den reifen Früchten von Petroselinum sativum gewonnene Flüssigkeit von kräuterartig-würzigem Duft der Petersilie.

Herkunft: Frankreich.
Inhalt: Apiol, Myristicin.
Wirkung: Antirheumatisch, durchblutungsfördernd, harntreibend. krampflösend, schweißhemmend.
Verwendung:
Blasenentzündung.
Menstruationsbeschwerden.
Akne.

Petit-Grain-Öl

Eine durch Wasserdampfdestillation der Blätter, Zweige und unreifen Früchte von Citrus aurantium ssp. aurantium gewonnene helle, wasserklare Flüssigkeit.

Herkunft: Ägypten, Algerien, Frankreich, Italien, USA.
Inhalt: Camphen, Farnesol, Geranylacetat, Limonen, Nerol, β-Ocimen.
Wirkung: Angstlösend, beruhigend, depressionslösend, entspannend, keimtötend, stimmungsaufhellend.
Verwendung:
Angstzustände.
Depression.

Reinfarnöl

Eine durch Wasserdampfdestillation aus der ganzen frischen Pflanze von Tanacetum vulgare gewonnene Flüssigkeit.

Herkunft: Deutschland.
Inhalt: bis 70% Thujon, Thujylalkohol, l-Kampfer, Borneol.
Wirkung: Wurmabtreibend.
Verwendung:
Rheumatische Schmerzen, Gicht.
Wurmerkrankungen.
Hautparasiten: Krätzmilbe.

Römisches Kümmelöl

Eine durch Wasserdampfdestillation aus dem zerkleinerten Samen von Cuminum cyminum gewonnene, leichtbewegliche Flüssigkeit von würzig-kampferartigem, waldig-erdigem Geruch mit holziger Note.
Herkunft: Frankreich, Kroatien, Ungarn, GUS.
Inhalt: p-Cymol, β-Phellandre, Cuminalkohol, Cuminaldehyd.
Wirkung: Appetitanregend, wurmabtreibend.
Verwendung:
Darmparasiten. Magenverstimmung.
Menstruationsbeschwerden.

Rosenholzöl

Eine durch Wasserdampfdestillation des Holzes von Aniba rosaeodora var. amazonica gewonnene klare, helle Flüssigkeit von blumigem Geruch.
Herkunft: Brasilien.
Inhalt: Bis 90% Linalool, bis 10% Cineol, Selinen, Terpineol, p-Methylacetophenon.
Wirkung: Blutdrucksenkend, durchblutungsfördernd, krampflösend, wundheilend.
Verwendung:
Angstzustände, Depression, Schlaflosigkeit, Übererregbarkeit.

Sandelholzöl

Eine durch Wasserdampfdestillation aus dem Holz von Amyris balsamifera gewonnene farblose bis dunkelbraune, sirup- bis pastenartige Flüssigkeit von schwerem, eigenartigem, erdigem, ziemlich aufdringlichem und anhaftendem Geruch mit balsamischer Note.
Herkunft: Australien, Indonesien, Westindische Inseln.
Inhalt: Cadinen, ß-Caryophyllen, Amyrol, IsoValeraldehyd.
Wirkung: Aphrodisierend, entzündungshemmend, harntreibend, keimtötend, phantasieanregend, sexuell anregend.
Verwendung:
Bronchitis.
Darminfektionen, Durchfall.
Harnwegsinfektionen.

Sassafrasöl

Eine durch Wasserdampfdestillation aus den Wurzeln, der Rinde und dem Stammholz von Sassafras officinale gewonnene gelbe oder rötlichgelbe, nach Safrol riechende Flüssigkeit von aromatischem Geschmack.

Herkunft: Indien, USA.

Inhalt: 7% d-Campher, Eugenol, 10% Phellandren, 10% Pinen, Safren, 80% Safrol.

Wirkung: Anregend, desinfizierend, harntreibend, keimtötend, schweißtreibend.

Verwendung:

Schwächezustände.

Grippale Infekte.

Gicht, Rheumatische Schmerzen.

Blasen- und Niereninfektionen.

Menstruationsbeschwerden.

Speiköl

Eine durch Wasserdampfdestillation des Krautes und der Blüten von Lavendula spica gewonnene grüngelbe Flüssigkeit.

Herkunft: Italien, Frankreich, Marokko, Spanien.

Inhalt: Linalylacetat, Linalool, Borneol, Cineol, Thymol.

Wirkung: Angstlösend, beruhigend, depressionslösend, stimmungserhellend.

Verwendung:

Angstzustände, Depressionen.

Schlaflosigkeit.

Eitrige, nicht heilende Wunden.

Sternanisöl

Eine durch Wasserdampfdestillation der zerkleinerten reifen, getrockneten Früchte von Pimpinella anisum gewonnene wasserklare Flüssigkeit von süßlich-aromatischem Geruch.

Herkunft: Spanien.

Inhalt: 75–95% trans-Anethol, Anisketon, Anissäure, Bisabolen, Cadinen, 1,4-Cineol, Foeniculin, Methylchavicol.

Wirkung: Betäubend, blähungstreibend, krampflösend, läusebekämpfend, menstruationsfördernd, milchflußfördernd, verdauungsfördernd.
Verwendung:
Bronchitis.
Verdauungsstörungen.
Milchmangel der Wöchnerinnen.
Menstruationsbeschwerden.

Terpentinöl

Eine durch Wasserdampfdestillation aus dem Harz verschiedener Pinaceen gewonnene helle, klare Flüssigkeit.
Herkunft: Frankreich.
Inhalt: Pinen, Cadinen, Phelandren.
Wirkung: Auswurffördernd, betäubend, blutstillend, entzündungshemmend, harntreibend, hautreizend, keimtötend, krampflösend, wundheilend, wurmabtreibend.
Verwendung:
Hirnhautentzündung.
Augen-Bindehautentzündung.
Asthma, Bronchitis, Empysem, Lungengangrän, Tuberkulose.
Darmkrämpfe, Eingeweidewürmer.
Gallensteinerkrankung.
Eierstockentzündung.
Rheumatische Schmerzen.
Akne, Bartflechte, Furunkulose, Sklerodermie.

Thujaöl

Eine durch Wasserdampfdestillation aus frischen Blättern und Zweigen der Thuja occidentalis gewonnene farblose oder gelb bis gelbgrün gefärbte, leichtbewegliche Flüssigkeit mit charakteristischem, starkem, kampferartig-scharfem Geruch und bitterem Geschmack.
Herkunft: USA.
Inhalt: Borneol, Borneolacetat, Camphen, Campher, Fenchon, Limonen, Myrcen, Pinen, Sabinen, Thujen, 60% Thujon.
Wirkung: Antirheumatisch, auswurffördernd, harntreibend, hautreizend, kräftigend, schleimlösend, schweißtreibend, wurmabtreibend.

Verwendung:
Ruhelosigkeit, Verwirrtheit.
Halsentzündung.
Darmparasiten.
Blasenentzündung.
Rheumatische Schmerzen, Gicht.
Warzen.

Vetivergrasöl

Eine durch Wasserdampfdestillation des Krautes und der Wurzeln von Vetiveria zizanoides gewonnene farblose bis dunkelbraune, pastige Flüssigkeit von schwerem, erdigem Geruch mit einer süßsauren, holzig-balsamischen Note.

Herkunft: Angola, Brasilien, Indonesien: Java, Reunion.
Inhalt: Vetiven, Vetivone, 60% Vetivonole.
Wirkung: Keimtötend, nervenstärkend, verdauungsfördernd.
Verwendung:
Nervosität. Schlaflosigkeit.
Hauterkrankungen.
Verbrennungen, Wunden.

Weihrauchöl

Eine durch Wasserdampfdestillation aus Resinoid von Boswellia thurifera gewonnene farblose bis gelbliche Flüssigkeit von balsamisch-würzigem, typischem Weihrauchgeruch.

Herkunft: Äthiopien, Oman, Somalia.
Inhalt: Cadinen, Dipenten, Olibanol, 1-Pinen, Phellandren.
Wirkung: Antidepressiv, beruhigend, keimtötend, stimmungsaufhellend, zusammenziehend.
Verwendung:
Kehlkopfentzündung.
Bronchitis, Grippe, Husten.
Durchblutungsstörungen.

Wurmsamenöl

Eine durch Wasserdampfdestillation der Blüten und Samen von Chenopodium anthelminticum gewonnene Flüssigkeit.

Herkunft: Frankreich.

Inhalt: 40-80% Ascaridol, Carvon, Cineol, Safrol, Sylvestren.

Wirkung: Beruhigend, magenstärkend, wurmabtreibend, verdauungsfördernd.

Verwendung:

Darmparasiten, Verdauungsbeschwerden.

Ylang-Ylangöl

Eine durch Wasserdampfdestillation aus den von Hand gepflückten Blüten von Cananga odorata gewonnene klare, farblose bis gelbliche Flüssigkeit von narkotisch-süßem, blumig-weichem, exotischem, später holzigem Geruch.

Herkunft: Komoren, Indonesien, Madagaskar, Philippinen.

Wirkung: Beruhigend, blutdrucksenkend, depressionslösend, herzschlagverlangsamend, keimtötend, sexuell erregend, stimmungserhellend.

Verwendung:

Nervosität, Schlaflosigkeit.

Bluthochdruck.

Malaria.

Darminfektionen, Durchfall.

Gefühlskälte.

Mannesschwäche.

Anhang

Herstellungsverfahren

Je nach der Beschaffenheit des pflanzlichen Ausgangsmaterials und den Qualitätsansprüchen, die an die gewonnenen Ätherischen Öle gestellt werden, sind unterschiedliche Gewinnungsverfahren notwendig. Diese Verfahren sind die kalte Pressung, die Öl-Extraktion, seltener die Lösungsmittel-Extraktion und die Destillationsverfahren.

1. Die Pressung mit der Hand ist ein schonendes Verfahren, das vor allem zur Herstellung von Zitrusschalenölen verwendet wird. Durch eine Pressung der äußersten Schalenschicht wird das Öl gewonnen. Eine Hitzeanwendung würde die Öle in ihrer ursprünglichen Zusammensetzung verändern. Das Ätherische Öl sammelt sich in einem Schwamm, der, nachdem er vollgesogen ist, über einem Behälter ausgedrückt wird. Seit einigen Jahren wird die Pressung maschinell durchgeführt.

Öle: Bergamotte, Zitrone, Grapefruit, Limone, Mandarine, Orange.

2. Die Enfleurage ist ein ebenfalls sehr schonendes Verfahren zur Herstellung von Blütenölen, die wegen des kostspieligen Aufwands nur selten verwendet werden. Die Blüten werden dabei auf einer Lage gereinigten Fettes ausgebreitet und bis zu 72 Stunden belassen, damit die Öle in das Fett übergehen können. Das Fett zieht dabei die Duftanteile aus den Blüten heraus. Danach werden die Blüten durch neue ersetzt, und dieser Vorgang wird so lange wiederholt, bis das Fett mit Ätherischem Öl gesättigt ist. Diese fetthaltige Pomade wird mit absolutem Alkohol ausgezogen und deshalb Essence absolue de pommade genannt. Daraus werden die Ätherischen Öle schonend destilliert. Die so gewonnenen Öle besitzen die beste Duftqualität.

Öle: Hyazinthe, Jasmin, Mimose, Tuberose.

3. Die Mazeration oder Extraktion mit Öl bzw. erwärmtem Fett ähnelt dem Enfleurage-Verfahren. Sie ist dazu geeignet, Blütenöle zur Massage zu gewinnen. Anstelle von Fett wird ein warmes fettes Pflanzen-Öl verwendet, das durch eine immer stärker werdende Anreicherung konzentriert, jedoch hinterher nicht mehr mit Alkohol behandelt wird. Im Vergleich zu den durch Wasserdampfdestillation gewonnenen Ölen sind die Extraktions-Öle von feinerem Geruch. Dieses Öl wird direkt zur Massage verwendet.

Öle: Narzisse.

4. Die Lösungsmittel-Extraktion wird zur Herstellung von Blüten-ölen verwendet, indem Blüten mit organischen Lösungsmitteln, etwa Hexan, Methanol, Petroläther und Toluol, ausgezogen werden und das Lösungsmittel wieder verdampft wird. Der lösungsmittelfreie Rückstand ist das Concrete. Nach einer weiteren Reinigung mit Alkohol und einer Erwärmung auf 50° C entsteht das Absolue.

Öle: Jasmin.

5. Die Wasserdampfdestillation ist die am meisten angewandte Methode. Bei ihr werden die Pflanzenteile mit Hilfe des Wasserdampfes in einer Destillationsapparatur ausgezogen. Das in Wasser unlösliche Öl läßt man ablaufen.

Der Nachteil der Wasserdampf-Destillation ist die teilweise Zersetzung verschiedener Bestandteile.

Öle: Zitronengras.

6. Die Vakuumdestillation ist die modernste Methode und kann als Wasserdampfdestillation oder Lösungsmittel-Extraktion angewandt werden. Der Vorteil dieser Technik ist, daß durch einen entsprechenden Unterdruck die Temperatur gesenkt werden kann und Zersetzungsprozesse kaum stattfinden.

Öle: Bergbohnenkraut.

Eigenschaften Ätherischer Öle

1. Es sind bei Zimmertemperatur meist farblose bis hellgelbe, leichtbewegliche Flüssigkeiten, einige braun, rot, grün oder blau. Auf Löschpapier geträufelt, ergeben sie einen transparenten Fleck, der sich im Gegensatz zu fettem Öl allmählich verflüchtigt oder vollständig verschwindet.

2. Sie haben meist eine geringere Dichte als Wasser und schwimmen mit wenigen Ausnahmen darauf.

3. Sie sind unlöslich in Wasser, jedoch gut löslich in Essig, fetten Ölen, Glyzerin, Wachs, Alkohol und allen anderen organischen Lösungsmitteln wie etwa Äther, Benzol, Chloroform usw. Infolge ihrer guten Fettlöslichkeit ist ihre Tiefenwirkung beträchtlich. Durch Zusatzstoffe wie etwa Honig oder Zucker wird ihre Löslichkeit in Wasser gesteigert. Verreibun-

gen der Öle mit Kieselgur erleichtern die Herstellung Aromatischer Wässer.

4. Sie sind gekennzeichnet durch einen intensiven Geruch und Geschmack, wobei der Geruch der Öle in den meisten Fällen an den Geruch der Pflanze erinnert. Ihr Geschmack ist in der Regel scharf, beißend oder brennend, wird jedoch nach der Verdünnung des Öles als angenehm empfunden.

5. Ihr Siedebereich liegt im Bereich von 20° C bis über 300° C. Beim Destillieren unter Normaldruck erleiden dadurch einige Inhaltsstoffe eine Zersetzung.

6. Durch Sauerstoff und Sonnenlicht unterliegen sie einer chemischen Veränderung und verfärben sich mit gleichzeitiger Veränderung ihrer feinen Geruchsnote, ihre Viskosität nimmt zu und sie beginnen zu verharzen.

7. Alle Ätherischen Öle haben eine lokale Wirkung auf Haut und Schleimhaut, mit einer Wirkung auf entzündliche Erkrankungen. Sie haben in geeigneter Konzentration eine bakterien- und keimtötende Wirkung, zumindest im Labor, einige davon wirken auch virusabtötend. Sie verbessern die Durchblutung der Haut, können sie aber auch reizen.

8. Sie erregen die sensiblen Nervenenden der Nasenschleimhaut und lösen über den Riechnerv reflektorisch verschiedene Wirkungen aus, meist mit einer Anregung der Atmung, des Herzens oder des Kreislaufs.

9. Die Öle haben eine harntreibende und nierenreizende Wirkung, jedoch führen sie in höherer Konzentration zu Nierenschädigungen.

Lagerung der Ätherischen Öle

Ätherische Öle verdunsten leicht und sind lichtempfindlich. Deshalb müssen sie gut verschlossen in dunklen Flaschen, die in etwa der Flüssigkeitsmenge angepaßt sind, und kühl aufbewahrt werden. Im Kühlschrank sind reine Ätherische Öle viele Jahre lang gut haltbar.

Qualität und Reinheit

Mit zunehmender Verbesserung der analytischen Verfahrenstechnik war es möglich, die Inhaltsstoffe der Ätherischen Öle immer präziser anzugeben und nachzuweisen. Mit der Einführung der Dünnschichtchromatographie und der Gaschromatographie drangen die Pharmakologen in immer geringere Verdünnungsstufen vor. Die neuesten Methoden der Massenspektrometrie erweiterten die Kenntnisse der Zusammensetzung Ätherischer Öle immer mehr. Keine dieser Methoden brachte aber für die therapeutischen Anwendungen der Aromatherapie einen Fortschritt. Die „Verbesserungen" der chemischen Verfahrenstechnik, besonders der fraktionierten Destillation, bringen der Aromatherapie zunehmende Nachteile. Die Öle werden immer „gleicher". Mit der Standardisierung auf bestimmte Inhaltsstoffe werden die Ätherischen Öle „gepanscht", wobei die Arzneibücher diese „Angleichungen" vorschreiben. Z.B.: Anisöl DAB 9 wird als Referenzlösung mit Anethol gelöst in Toluol getestet. Das Anisöl kann „gleichwertig" aus Pimpinella anisum und Illicium verum gewonnen werden. Als „Gütekriterium" wird der Erstarrungspunkt verwendet, der mit abnehmendem Anetholgehalt sinkt. 100% Anethol = Erstp. + 21,1°C. Kriterien, die vom Standpunkt der Aromatherapie her sinnlos sind.

Da es mit verbesserter Technik heute einfach ist, die meisten Komponenten der Ätherischen Öle synthetisch herzustellen, ist es zunehmend schwerer, reine, natürliche Öle zu bekommen. Die chemische Analyse gibt ebenfalls keine Sicherheit, da synthetische Stoffe chemisch den natürlichen gleich sind, aber eine vollkommen andere Geruchs- und Therapiequalität besitzen. Chemisch reine Sorten von Anisaldehyd aus Anethol oder Parakresol haben für die Nase keine Gemeinsamkeit mehr. Stark verfälscht sind vor allem die billigen, meist aus Indien bezogenen Geruchs- und Parfümöle. Diese Öle sind zur Aromatherapie völlig ungeeignet.

Um die Qualität der eingesetzten Ätherischen Öle sicher einschätzen zu lernen, sollten Sie sich an folgende Hinweise halten:

1. Beziehen Sie die Öle aus Quellen, die für die Reinheit der Öle und deren Naturbelassenheit garantieren.

2. Wechseln Sie Ihre Bezugsquelle nur, wenn verläßliche Informationen über eine bessere Qualität der neuen Bezugsquelle vorliegen. Verschließen Sie sich aber nie vor Neuem.

3. Legen Sie sich Vergleichsölmuster zu, um damit andere Öle zu testen. Bei den Vergleichsölen sollen auch Öle von schlechter Qualität vorhanden sein, um Negativ-Vergleiche durchführen zu können.

4. Lernen Sie im Laufe der Zeit durch Probieren die Qualität guter Ätherischer Öle kennen, und vergleichen Sie immer wieder die neuen Öle mit den Vergleichsölen.

5. Studieren Sie die Arbeiten Ihrer Vorgänger durch Wiederholungsversuche und fügen Sie so ihre Erkenntnisse in Ihren Erfahrungsschatz ein.

Komponenten Ätherischer Öle

trans-Anethol

Bestandteil von: Anis-, Fenchel- und Sternanisöl.
Eigenschaft: Farblose Flüssigkeit mit typischem Duft des Sternanis.
Wirkung: Hautreizend, krampflösend, schleimlösend, schleimverflüssigend, stimulierend und pilzabtötend.

Anisaldehyd

Bestandteil von: Anis-, Fenchel- und Vanilleöl.
Eigenschaft: Hellgelbe Flüssigkeit mit intensiv-süßem, heuartigem Duft.
Wirkung: Stark hautreizend.
Vorsicht: Das Öl löst oft allergische Hautreaktionen aus.

Benzyl-acetat

Bestandteil von: Jasmin- und Ylang-Ylang-Öl.
Eigenschaft: Farblose Flüssigkeit mit fruchtig-jasminartigem Duft und stark säuerlichem Geschmack.
Wirkung: Betäubend und sexuell anregend.

Benzyl-alkohol

Bestandteil von: Jasmin-, Tuberosa- und Ylang-Ylang-Öl.
Eigenschaft: Farblose Flüssigkeit mit sehr schwachem Duft.
Wirkung: Örtlich betäubend und juckreizmildernd.

Borneol

Bestandteil von: Koriander-, Lavendel-, Rosmarin- und Thymianöl.
Eigenschaft: Weiße Kristalle mit kräftigem, kampferartigem Pfefferduft.
Wirkung: Antierogen, blutzersetzend, erfrischend, pilzabtötend und zentralerregend.

1-Bornyl-acetat

Bestandteil von: Fichten-, Kiefer-, Lavendel-, Rosmarin- und Zedernöl.
Eigenschaft: Farblose Flüssigkeit mit stark kräuterartigem Fichtennadelduft.
Wirkung: Auswurffördernd, hautreizend.

d-Carvon

Bestandteil von: Dill-, Kümmel- und Krauseminzeöl.
Eigenschaft: Farblose bis hellgelbe Flüssigkeit von typischem Kümmel-Duft mit süßer Note.
Wirkung: Gallefördernd, krampflösend, magensaftanregend, pilzabtötend und zentralerregend.

Cinnamyl-acetat

Bestandteil von: Cassia- und Zimtöl.
Eigenschaft: Farblose Flüssigkeit von balsamischem Duft mit zimtiger Note.

Citral

Bestandteil von: Eukalyptus- Geranien-, Lemongras-, Melissen- und Zitronenöl.
Eigenschaft: Farblose bis gelbe, ölige Flüssigkeit mit starkem Zitronenduft.
Wirkung: Hautschädigend, stimulierend, thyreostatisch.

Citronellal

Bestandteil von: Citronell-, Eukalyptus-, Melissen-, Orangenschalen- und Zitronenöl.

Eigenschaft: Farblose Flüssigkeit von krautig-herbem Duft mit Zitrusnote.
Wirkung: Hautreizend und stimulierend.

Citronellol

Bestandteil von: Citronella-, Geranien-, Orangenblüten- Rosen- und Zitronenmelissenöl.
Vorsicht: Es löst oft allergische Hautreaktionen aus.
Eigenschaft: Farblose Flüssigkeit von kraftvollem, wachsig wirkendem Rosenduft. Etwas süß-krautig riechend.
Wirkung: Betäubend.

p-Cymol

Bestandteil von: Angelika-, Koriander-, Thymian-, Wacholderbeeren-, Zimt- und Zypressenöl.
Wirkung: Wurmabtreibend.
Vorsicht: Es löst oft allergische Hautreaktionen aus.

Eucalyptol

Bestandteil von: Eukalyptus- und Eukalypt.-citriata-Öl.
Eigenschaft: Farblose Flüssigkeit von charakteristisch kampferartigem Eukalyptusgeruch.
Wirkung: Antierogen.
Vorsicht: Bei längerer Anwendung hautschädigend.

Eugenol

Bestandteil von: Bay-, Myrrhe-, Nelken-, Piment- und Zimtrindenöl.
Eigenschaft: Blaßgelbe Flüssigkeit, von trockenem, scharf würzigem, intensivem Gewürznelkengeruch.
Wirkung: Betäubend, entzündungshemmend, hautreizend, keimtötend, pilzhemmend, örtlich schmerzstillend und stimulierend.
Vorsicht: Es löst oft allergische Hautreaktionen aus.

200

Eugenol-methylether

Bestandteil von: Citronella-, Lorbeerblätter-, Nelken- und Pimentöl.
Eigenschaft: Farblose Flüssigkeit von würzig-kräuterartigem Duft mit leichter Nelkennote.
Wirkung: sexuell anregend.

Geraniol

Bestandteil von: Citronella-, Lavendel-, Majoran-, Melissen-, Orangenschalen- und Palmarosaöl.
Eigenschaft: Farblose Flüssigkeit von leicht süßem, feinem Rosenduft.
Wirkung: Betäubend, sexuell anregend.
Vorsicht: Hautschädigend bei längerer Anwendung.

Geranyl-acetat

Bestandteil von: Eukalyptus-, Geranien- und Palmarosaöl.
Eigenschaft: Farblose Flüssigkeit von stark süßem, fruchtig-blumigem Lavendel- und Roseduft.
Wirkung: Betäubend.

Indol

Bestandteil von: Jasmin- und Neroliöl.
Eigenschaft: Eine weiße kristalline Substanz, die sich unter Lichteinwirkung dunkel färbt, von einem fäkalartigen Duft, in Verdünnung blumig, an Jasmin und Orangenblüte erinnernd.

Iso-Eugenol

Bestandteil von: Muskatnuß-, Nelken- und Ylang-Ylang-Öl.
Eigenschaft: Süß, kraftvoll-würzig, blumig, leicht an Nelken erinnernd.
Wirkung: Betäubend und schmerzlindernd.

Limonen

Bestandteil von: Bergamotte-, Zitronen- und Orangenöl.
Eigenschaft: Farblose, leicht oxidierende Flüssigkeit von frischem, herbem, etwas bitterem, angenehm zitronenähnlichem Duft.

Wirkung: Hautreizend.

Vorsicht: Das Öl löst oft allergische Hautreaktionen aus.

Linalool

Bestandteil von: Bergamotte-, Lavendel-, Rosmarin- und Rosenholz-öl.

Eigenschaft: Farblose, ölige Flüssigkeit, blumig nach Maiglöckchen riechend.

Wirkung: Betäubend, schwach hautreizend und krampflösend.

Linalylacetat

Bestandteil von: Bergamotte-, Lavendel- und Neroliöl.

Eigenschaft: Farblose Flüssigkeit von süßem, blumigem, fruchtigem Duft, an Bergamotte und Birne erinnernd.

l-Menthol

Bestandteil von: Pfefferminzöl.

Eigenschaft: Farblose oder weiße lange, glänzende kristalline Nadeln von kühlem, erfrischendem, süßem, leicht stechendem Geruch, deutlich an Pfefferminz erinnernd.

Wirkung: Antierogen, betäubend, entzündungshemmend, keimtötend, kühlend auf Haut und Schleimhaut, schleimlösend, schmerzstillend.

Methyleneugenol

Bestandteil von: Lorbeerblätter-, Kalmus-, Rosen- und Citronellaöl.

Eigenschaft: Farblose Flüssigkeit mit einem an Nelken erinnernden Geruch.

Wirkung: Betäubend.

Myristizin

Bestandteil von: Muskatnuß- und Petersilienöl.

Eigenschaft: Ein gelbliches Öl mit stark an Muskat erinnerndem Geruch.

Wirkung: Das Öl erregt in hoher Konzentration die motorischen Nerven und erzeugt Krämpfe und Bewußtlosigkeit.

alpha-Phellandren

Bestandteil von: Anis-, Angelika-, Dill-, Fenchel-, Sternanis und Zimtöl.

Eigenschaft: Farblose Flüssigkeit von angenehmem, kienigem, frischem Duft.

Wirkung: Harntreibend, hautreizend.

Pinen

Bestandteil von: Eukalyptus-,Fichtennadel-, Salbei- und Wacholderöl.

Eigenschaft: Farblose, stark lichtbrechende Flüssigkeit von leicht flüchtigem, würzig-herbem Duft.

Wirkung: Haut- und schleimhautreizend, pilzabtötend.

Vorsicht: Es löst oft allergische Hautreaktionen aus.

Safrol

Bestandteil von: Sassafrasöl.

Eigenschaft: Farblose, leichtbewegliche Flüssigkeit.

Wirkung: Durchblutungsanregend und hautreizend.

Santalol

Bestandteil von: Ostindischem Sandelholzöl.

Eigenschaft: Dicke, ölige farblos-klare Flüssigkeit mit typischem Sandelholzduft.

Wirkung: Betäubend, keimtötend, stimulierend.

Santonin

Bestandteil von: Sandelholzöl.

Eigenschaft: Lichtempfindliche, geschmacklose Kristalle mit bitterem Nachgeschmack, die sich gelb färben.

Wirkung: 0,06–0,09g zuverlässig wirksam gegen Spulwürmer, schleimhautreizend.

Vorsicht: Höhere Dosen führen zu Erbrechen, Durchfall, Sehstörungen, Bewußtlosigkeit bis zu Koma und Krämpfen.

Terpineol

Bestandteil von: Bergamotte-, Cajeput-, Muskatnuß-, Limetten- und Neroliöl.

Eigenschaft: Farblose Flüssigkeit von blumig-süßem, an Flieder erinnerndem Duft.

Wirkung: Beruhigend, bei längerer Anwendung hautschädigend.

Thymol

Bestandteil von: Thymianöl.

Eigenschaft: Farblose Flüssigkeit von intensiv würzigem, typischem Thymianduft.

Wirkung: Auswurffördernd, keimtötend, schilddrüsenanregend, stimulierend und pilzabtötend.

Vanillin

Bestandteil von: Benzoeöl.

Eigenschaft: Cremfarbene Kristalle von intensiv süßem, typischem Vanilleduft.

Wirkung: Pilzabtötend, stimulierend.

Literatur

Asjes, E.: Heilende Öle und Essenzen. Aromatherapie leichtgemacht, Braunschweig 1991.

Belaich, P.: Traité de Phytotherapie et d'Aromatherapie, 3 Bde., Paris 1979.

Bernardet, M.: La Phytoaromatherapie pratique, St. Jean de Braye 1982.

Berger, F.: Handbuch der Drogenkunde, Wien 1949–67.

Binet, L.: Effects compares des cures de chou de citron dans le traitement de l'ascite cirrhotique, B. et M. de la Soc. Med. des Hospitaux de Paris 1948.

Bross, B.: Duftstoffe für die Naturkosmetik, Stuttgart 1990.

Bürgi, E.: Die Durchlässigkeit der Haut für Arzneien und Gifte, Berlin 1942.

Caujolle: Toulouse Medical, 1943, 44,483.

Cavel, L.: Sur la valeur antiseptique de quelques huiles essentielles, C. R. Acad. Sc. 1918.

Cazal, C.: Contribution à l'etude de l'activité pharmacodynamique de quelques essences de labiees, Dissertation Toulouse 1944.

Clarus, J.: Handbuch der Speziellen Arzneimittellehre, Leipzig 1860.

Corbin, A.: Pesthauch und Blütenduft, Frankfurt a. M. 1988.

Costet, P.: Phytotherapie des affections arterio-veineuses en practique phlebebologique, Paris 1963.

Couvreur, A.: Les produits aromatiques utilises en pharmacie, Paris 1939.

Davis, P.: Aromatherapie von A-Z, München 1990.

de Potter, F.: Sur l'action bactericide des solutions d'huiles essentielles, C.R. Soc. Biologie, 1939.

Drury, S.: Die Geheimnisse des Teebaums, Aitrang 1991.

Drury, N.: Handbuch der heilenden Öle, Aromen und Essenzen, Durach 1989.

Durrafourd/Lapraz: Une médecine nouvelle, 1978.

Fey/Otte: Wörterbuch der Kosmetik, Stuttgart 1985[2].

Fischer-Rizzi, S.: Dufterlebnisse – Praktische Aromatherapie, Isny 1987.

Fischer-Rizzi, S.: Himmlische Düfte – Aromatherapie, München 1990.

Fischer-Rizzi, S.: Poesie der Düfte, Isny 1989.

Gattefosse, R.-M.: Antiseptiques essentiels, Paris 1926.

Gattefosse, R.-M.: Aromatherapie, Paris 1928.

Gattefosse, R. M.: Technique of Beauty Products, 1949.

Gildemeister-Hoffmann: Die ätherischen Öle, Bde. 1–7, Berlin 1956–66[4].

Guenther, E.: The Essential Oils, Vol. I-IV, New York 1952.

Gümbel, D.: Ganzheitsmedizinische Hauttherapie mit Heilkräuteressenzen, Heidelberg 1984.

Gümbel, D.: Gesunde Haut mit Heilkräuter-Essenzen, Heidelberg 19893.

Guhlmann, W.: Magische und okkulte Parfüme, 1926.

Heinen-Gruegel, I.: Wesen und Anwendung duftender Essenzen, Berlin 1988.

Henglein, M.: Die heilende Kraft der Wohlgerüche und Essenzen, München 1985.

Hennig, H.: Der Geruch, Leipzig 1924.

H & R Edition: H&R Lexikon Duftbausteine, Hamburg 1989.

H & R Edition: H&R Duftatlas, Hamburg 1989.

Hussmann/Hilgter: Die Pflanzenstoffe I, Berlin 1882.

Irion, H.: Drogisten-Lexikon, Berlin, Göttingen,Heidelberg 1955, Bde. 2 und 3.

Jackson, J.: Aromatherapie: Die Heilkraft der Düfte bei Massagen, Bädern und Tees, München 1991.

Jackson, J.: Scentual Touch, New York 1988.

Jacques, R.: Traitement de la tuberculose pulmonaire par la methode des essences, Marseille Medicale 1927.

Janistyn, H.: Handbuch der Kosmetika und Riechstoffe, Heidelberg 1978[3].

1: Die kosmetischen Grundstoffe

2: Die Parfümerie in der Kosmetik

3: Die Körperpflegemittel

Janssen, J.: A Guide to the Practical Use of Incense, Sydney 1972.

Jellinek, P.: Die psychologischen Grundlagen der Parfümerie, Heidelberg 1973.

Jünemann, M./Obermayr, W.: Aroma-Kosmetik, Schönheit durch Düfte, Aitrang 1991[2].

Jünemann, M.: Verzaubernde Düfte, Durach 1988.

Jünemann/Tisserand: Zauber und Kraft aus Lavendel, Aitrang.

Kamlah, E.-R.: Duftpflanzen, Hannover 1981.

Kammerer, R.: Die heilenden Kräfte der Düfte und Farben.

Karsten, H.: Der Einfluß der Duft-Farb-Ton-Therapie bei psychosomatischen Erkrankungen, Heidelberg 1975.

Keller, E.: Das Handbuch der ätherischen Öle. Helfen, Heilen, Pflegen, München 1991[3].

Keller, E.: Duft und Gemüt. Erlebnis Aromatherapie, Münsingen/Bern 1991.

Kettenring, Th. u. M.: Paradies Aromaküche – Fantasievoll kochen mit feinen Essenzen, Isny 1989.

Koblanck, A.: Die Nase als Reflexorgan des autonomen Nervensystems, Heidelberg 1958.

Krack, N.: Nasale Reflex-Therapie mit ätherischen Ölen, Heidelberg 1987.

Kraus, M.: Aromatherapie für jeden Tag, Gaimersheim 1992.

Kraus, M.: Einführung in die Aromatherapie, Pfalzpaint 1990[2].

Kraus, M.: Ätherische Öle für Körper, Geist und Seele, Pfalzpaint 1990.

Kraus, M.: Liebeszauber mit ätherischen Ölen, Pfalzpaint 1991.

Kraus, M.: Massage, Meditation und Bewegung mit ätherischen Ölen, Pfalzpaint 1991.

Kröber, L.: Zur Geschichte, Herkunft und Physiologie der Würz- und Duftstoffe, München 1949.

Krumm-Heller, A.: Vom Weihrauch zur Osmotherapie, Berlin-Steglitz 1938.

Krumm-Heller, A.: Osmologische Heilkunde, die Magie der Duftstoffe, Berlin 1955.

Kubeczka, K.-H.: Vorkommen und Analytik Ätherischer Öle, Heidelberg 1979.

Kubeczka, K.-H.: Ätherische Öle: Analytik, Physiologie, Zusammensetzung, Stuttgart 1982.

Lautie-Passebecq: Aromatherapy, the Use of Plant Essences in Healing, London 1979.

Legnano, L.P., Pömoni L.: Il Libro completo dello erbe e della piante aromatiche, Rom 1979.

Leinbach-Bournot: Die ätherischen Öle, Halle/Saale 1951.

Maple, E.: The Magic of Perfume, 1973.

Maury, M.: Die Geheimnisse der Aromatherapie, Aitrang 1990.

McKenzie, D.: Aromatics and the Soul, 1923.

Merkel, D.: Riechstoffe, Berlin 1972.

Meyer, A.: Das kleine Lexikon der Düfte, Lemgo 1991.

Moiroux, J.: Les huiles essentielles en dermatologie vétérinaire, Lyon 1943.

Muchery, G.: Magie astrale des parfums, Paris 1952.

Muchery, G.: Die persönliche Magie des Parfüms, Bad Münstereifel 1988.

Müller, A.: Die physiologischen und pharmakologischen Wirkungen der ätherischen Öle, Riechstoffe und verwandten Produkte, Heidelberg 1951.

Müller, A.: Internationaler Riechstoff-Kodex, Heidelberg 4. Aufl.

Müller, A.: Internationaler Kodex der ätherischen Öle, Heidelberg 1992.

Müller, J.: Das H&R Buch Parfum. Aspekte des Duftes. Geschichte, Herkunft, Entwicklung, Bedeutung, Hamburg 1984.

Pelikan, W.: Heilpflanzenkunde, Bde. 1–3, Dornach 1980.

Pellecuer, J. u.a.: Place de l'essence de Satureia montagna dans l'arsenal therapeutique. In: Plantes medicinales et Phytotherapie, 1975, Bd. IX, Nr. 2.

Phytotherapie und Aromatherapie. Ihr Platz in der gegenwärtigen Praxis. In: Plantes medicales et phytotherapie, 1973, Bd. VII.

Price, S.: Praktische Aromatherapie, Neuhausen Schweiz 1988.

Rieder und Wollner: Duftführer, Börwang.

Rolet, A.: Plantes a parfumes et plantes aromatiques, 1930.

Rothe, M.: Handbuch der Aromaforschung, Berlin 1978.

Rothe, M.: Einführung in die Aromaforschung, Berlin.

Rothemann, K.: Das große Rezeptbuch der Haut- und Körperpflegemittel, Heidelberg 4. Aufl.

Ryman, D.: The Aromatherapy Handbook, London 1984.

Ryman, D.: Handbuch der Aromatherapie, München 1990.

Sarbach, R.: Contribution à l'étude de la desinfection chimique des atmosphères, Lyon 1962.

Schrader, K.: Grundlagen und Rezepturen der Kosmetika, Heidelberg 1979.

Schrödter, W.: Geheimnisse der Düfte, Farben und Töne, Freiburg/Br. 1963.

Schrödter, W.: Pflanzengeheimnisse, Kleinjörl 1978[2].

Stead, Ch.: Aromatherapie. Heilen mit ätherischen Ölen, Düsseldorf 1987.

Steinegger, E./H., R.: Lehrbuch der Pharmakognosie und Phytopharmazie, Berlin, Heidelberg 1988[4].

Steinmetz, M. D. u.a.: Sur la toxicité de certaines huiles essentielles du commerce: essence d'hysope et essence de sauge. In: Plantes medicinales et phytotherapie, 1980.

Stockmann, M.L.: Wundbehandlung mit ätherischen Ölen, Diss. Zürich 1937.

Tisserand, M.: Die Geheimnisse wohlriechender Essenzen, Durach 1987.

Tisserand, R. B.: Aroma-Therapie. Heilung durch Duftstoffe, Freiburg/Br. 1985[2].

Tisserand, R. B.: Das Aroma-Therapie-Heilbuch.

Valette, C.: Pénétration transcutanée des essences, C.R.Soc. Biologique, 1945.

Valnet, J.: Aromatherapie. Gesundheit und Wohlbefinden durch pflanzliche Essenzen, München 1988[2].

Valnet, J./Duraffourd, C./Lapraz, J.: Phytotherapie und Aromatherapie, Paris 1978.

Vander: Medicina natural, Barcelona.

Wagner, H.: Pharmazeutische Biologie, 1980.

Wallach: Terpene und Campfer,

Wiechowski, W.: Die Stellung der ätherischen Öle im Arzneischatz, Karlsbader ärztl. Vorträge, Bd. M.

Wiesner, J.: Rohstoffe des Pflanzenreiches, Leipzig 1927.

Wilkes, M.: Die Kunst der unterschwelligen Beeinflussung, Kissing 1980.

Winter, F.: Die moderne Parfumerie, Wien 1949[6].

Winter, F.: Handbuch der gesamten Parfümerie und Kosmetik.

Winter, R.: The Smell Book, Scents Sex and Society, Philadelphia 1976.

Worwood, J.: Aromatherapie, München 1990.

Writht, R. H.: The Sense of Smell, 1982.

Ziegler: Vorkommen und Analytik ätherischer Öle, Stuttgart 1979.

Ziegler, E.: Die natürlichen und künstlichen Aromen, Heidelberg 1982.

Stichwortverzeichnis